现代医院财务管理探索

申延令 ◎著

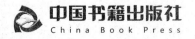
中国书籍出版社
China Book Press

图书在版编目（CIP）数据

现代医院财务管理探索 / 申延令著. -- 北京：中
国书籍出版社, 2024. 11. -- ISBN 978-7-5241-0013-3

Ⅰ. R197.322

中国国家版本馆 CIP 数据核字第 2024X1S453 号

现代医院财务管理探索

申延令　著

图书策划	邹　浩
责任编辑	李　新
责任印制	孙马飞　马　芝
封面设计	博建时代
出版发行	中国书籍出版社
地　　址	北京市丰台区三路居路 97 号（邮编：100073）
电　　话	（010）52257143（总编室）　　　　（010）52257140（发行部）
电子邮箱	eo@chinabp.com.cn
经　　销	全国新华书店
印　　厂	晟德(天津)印刷有限公司
开　　本	710毫米×1000毫米　1/16
印　　张	13.75
字　　数	226千字
版　　次	2025 年 1 月第 1 版
印　　次	2025 年 1 月第 1 次印刷
书　　号	ISBN 978-7-5241-0013-3
定　　价	78.00元

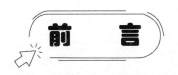

前　言

随着社会经济的发展，以及人民群众对医疗服务需求和期望的提高，医院的功能与任务发生了较大的变化，并由此推动了医院管理理论和方法的创新与变革。医院管理者必须关注医院管理的发展趋势与公立医院的改革方向，主动调整医院的经营理念和发展战略，完善医院内部管理，以适应社会经济发展的需要、人民群众对医疗服务的需求，以及政府对医疗服务宏观调控的要求。财务分析在医院的财务管理中占有重要地位，也是提高医院经营管理水平、改进医院经济效益与社会效益的有效手段。财务分析工作关系到医院资金的规划和流动方向，能够帮助管理者做出正确的决策，使得各种资源利用率得以提升，进一步推动医院的可持续发展。

随着社会科技的不断发展和思想行为的不断进步，医院的医疗体制也在不断地完善中，为了医院的健康发展和保障人们的相关权利，医院财务管理与财务分析就显得尤为重要。本书以现代医院财务管理为研究对象，深入探讨了财务管理的基础理论、预算执行、成本费用管理、资产管理，以及财务监督控制等关键领域。书中首先概述了财务管理的基本概念和医院财务管理的基本理念，强调了全面预算管理的重要性，并详细分析了预算的执行与监控流程以及评价体系。其次，本书对医院成本和费用的管理与核算进行了系统阐述，包括成本的分类、核算方法和费用的控制策略。在资产管理方面，本书讨论了固定资产的分类、折旧方法、专用设备和修购基金的管理，以及流动资产的优化配置。财务综合管理与监督控制章节则涵盖了对外投资、负债和净资产的管理，以及医院财务的内部控制和监督机制。最后，本书对现代医院财务管理的创新进行了探索，包括付费方式的变革、制度改革下的财务管理优化，以及智慧财务与内控管理的融合，旨在为现代医院财务管理提供新的思路和方法，以适应不断变化的医疗市场环境。

本书在写作过程中，参考借鉴了一些专家、学者的研究成果，并得到了各方的帮助和支持，在此表示最诚挚的谢意。由于时间仓促，加之作者的知识水平有限，书中难免有疏漏、不足之处，希望广大读者不吝赐教。

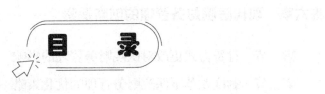

目 录

第一章　医院财务管理基础理论 ……………………………………… 1

 第一节　财务管理概述 …………………………………………… 1

 第二节　医院财务管理中的基本理念 ………………………… 16

第二章　现代医院预算的执行与评价 ………………………… 32

 第一节　全面预算理论 ………………………………………… 32

 第二节　医院预算执行与监控 ……………………………… 40

 第三节　财务预算评价 ………………………………………… 54

第三章　现代医院成本费用管理与核算 ………………………… 78

 第一节　现代医院成本的管理与核算 ……………………… 78

 第二节　现代医院费用的管理与核算 ……………………… 96

第四章　现代医院资产管理 ……………………………………… 104

 第一节　固定资产的分类与折旧 …………………………… 104

 第二节　专用设备与修购基金管理 ………………………… 112

 第三节　医院流动资产管理 ………………………………… 121

第五章　现代医院财务综合管理与监督控制 ………………… 149

 第一节　医院对外投资管理 ………………………………… 149

 第二节　医院负债管理 ……………………………………… 155

 第三节　医院净资产管理 …………………………………… 163

 第四节　医院财务控制与监督 ……………………………… 171

第六章　现代医院财务管理的创新探索 ························· 182

　　第一节　付费方式更改对医院财务管理的影响 ············· 182

　　第二节　制度改革下医院财务管理的优化策略 ············· 191

　　第三节　医院智慧财务与内控管理融合发展的效能分析 ······· 205

参考文献 ·· 211

第一章 医院财务管理基础理论

第一节 财务管理概述

医院财务管理是医疗单位的一项重要工作，也是医院管理者需要了解和掌握的一项主要内容，它的基础是会计核算。财务管理是在会计核算资料的基础上，运用会计、统计以及现代管理的理论和方法，对医院的财产物资进行管理，并对医院的发展提出合理的预测和规划。财务管理的目标是最大限度地以合理价格提供优质服务，使资金使用效率最大化。

一、财务管理的概念

（一）财务管理的含义

财务管理是指某一个特定组织在进行资金筹备、运作、分配等过程中所建立起来的一系列管理制度。通过财务管理，企业能够实现内部资金的合理分配和有效利用。通常而言，财务管理活动中，要重点实现五类职能：一是资金的筹备管理职能；二是资金的投资管理职能；三是资金的营运管理职能；四是成本管理职能；五是财务状况分析职能。作为企业日常管理的核心和主体，一套完备的企业财务管理制度和科学方案必不可少。在实际操作过程中，财务工作人员必须严格按照规章制度、行业标准依法行事。可以说，财务管理就是企业对内部资金的科学化、规范化、标准化管理。企业财务管理的主要方式是通过对财务资金运动过程进行组织、控制和协调来实现的。一个企业如果想要获得更高的社会效益和经济效益，管理者就一定要具备科学的财务管理知识，以规范的财务管理准则作为保障。随着我国市场经济的不断发展，现代化企业的财务管理主要涵盖的内容是资金筹集、资金投放、资金营运、资金收回和资金分配等环节，这些都是我国企业经济管理控制活动中的一种价值反映。现代一些大型的企业财务管理主要应用数据库，其资产管理的主数据包含了资产的所有信息，规避了以前资产信息分散管理的弊端，固定资产卡片信息得到统一。资产主数据的任何历史变动信息都可以在 SAP 系统（SAP 公司研发的一种企业财务管理软件）中进行实时地追溯与查询。通过 SAP 系统为资产主数据的管理提供了集中统一的维护平台。

医院的财务管理，就是医院为了更好地开展医疗卫生服务和实现自身长远发展，开展的一系列与资金有关的活动的总称，它是医院经营和管理的重要组成部分，其本质就是对医院有关的资金，如收入、支出、投资等，按国家相关规定要求，进行一系列的管理和规划。

（二）医院财务管理的主要特征

医院的经营过程是复杂的，财务管理渗透在医院的各个领域中。医院的公益属性决定了医院的财务管理以满足患者需求为首要目的，其次才是医院的盈利和利润分配，而其财务管理本身也有自身的特点和规律，因此，医院财务管理最显著的两个特征是综合性和复杂性。

1. 综合性

从医院运作和经营的开始到一个流程的结束，可以说财务管理贯穿在每一个环节和过程之中。医院财务管理是价值管理和行为管理的综合体。价值管理主要针对医院的资金运动，是对资金在筹集、分配和使用的循环过程中的货币形态的动态管理。行为管理主要保证医院财务活动的正常进行以及利益冲突时对各部门财务行为进行约束。财务活动中的计划、组织、控制、协调、考核等环节，通过行为管理，可对工作胜任者进行激励，并避免岗位矛盾。

2. 复杂性

公立医院差额拨款的经费来源形式决定了公立医院既要遵循行政事业单位财务管理制度，又要面临转型压力，与市场经济接轨。医院集团化管理、合资合作医院等运营模式应势而起。多种管理体制的叠加直接导致了公立医院财务管理的复杂性。在当前形势下的公立医院财务管理中，既要吃透各种不同体制的财务管理政策，又必须学会灵活运用各项政策，在不同财务管理体制内容相互制约时寻求平衡点。

（三）财务与会计的区别和联系

财务是指经营单位中资金运动及其所体现的经济关系；会计是以货币为主要计量单位，采用专门方法，对企事业单位的经济活动连续地、系统地、完整地进行核算与监督，以考核过去，控制现在，规划未来，谋求达到预期目的的一种管理活动。会计包含财务会计、管理会计、税务会计、成本会计、责任会计等。在医疗机构中，与业务活动有关的会计主要包括财务会计和管理会计。

1. 财务与会计的主要区别

（1）存在的客观基础不同

会计存在和发展的客观基础是生产活动，而财务存在的客观基础是商品货币经济。

（2）属性不同

会计是基于节约劳动消耗，取得最佳生产效果的客观需要而产生的核算方法。财务是基于有效地组织与处理货币关系和组织管理资金运动的客观需要而产生的，财务作为经济范畴，着重解决人与人之间的关系。

（3）两者的对象不同

会计的对象是资金运动的信息系统，属资金运动的数量方面。财务的对象是资金运动所引起的各种货币关系，属于资金运动质的方面。

（4）方法不同

财务的方法主要是制定财务制度，组织经济预测，编制财务计划，进行日常管理，开展财务分析和实行财务检查等。会计的方法主要是会计核算、会计分析和会计检查等。

（5）任务不同

财务的任务是组织筹集资金，合理使用资金，计算和分配财务成果，实行财务监督。会计的任务是执行会计制度，办理会计事务，进行会计核算和会计监督。

2. 财务与会计的联系

财务与会计既有区别又有联系，它们之间的联系是密不可分的。财务与会计管理和核算的对象都是资金运动及资金运动中以货币形式反映的各种资料。财务管理的信息绝大部分是会计核算提供的。会计核算提供的信息必须真实、可靠、及时，要符合财务管理的需要。财务管理是会计核算资料的进一步应用和开发，是会计核算的一个更高层次。财务监督与会计监督、财务分析与会计分析都是结合在一起而无法分开的。

二、医院财务管理的对象和目标

（一）财务管理的对象

医院财务管理的对象是资金和资金的运行规律。医院每天有大量的资金流入与流出，资金的存在形式可以体现为资金的流量，例如现金或者银行存款，同时，资金也会以存量的方式存在，例如各种设备、卫生材料等。为了清楚准确地反映资金的运行规律，首先需要将每天发生的各种资金进行归类和总结，以便进一步对资金及其运行规律进行管理。这种分类要符合会计分类的方式，形成会计要素。

会计要素是对会计对象的进一步分类结果，是构成会计报表的基本项目，也是财务管理的前提。根据中华人民共和国财政部、原卫生部（2013年改为国家卫计委，2018年改为国家卫生健康委员会）联合颁布的《医院会计核算制度》，医院会计要素包括：反映财务状况的会计要素——资产、负债、净资产；反映经营成果的会计要素——收入、支出。因此，医院会计要素包括资产、负债、净资产、收入和支出五大类。

1. 资产

（1）资产的定义

资产是指在过去的交易活动中形成的并能被医院拥有或控制的、预期能给医院带来一定经济利益的经济资源，包括各种财产、债权和其他权利。例如，医院的医疗设备通过使用能够为医院带来效益，所以它是医院的资产。

（2）资产的特征

资产的重要特征是能为医院带来经济利益，可以给医院带来现金流动。比如，现金可以用于购买医疗服务过程中所需的卫生材料和药品等，房屋设备可以用于医疗服务过程，通过项目收费转化为现金，使医院获得经济利益。

资产是医院拥有或控制的经济资源。一般情况下，一项财产能否作为医院的资产，主要是看其所有权是否属于该医院，如果医院拥有其所有权，即作为资产确认；如果不拥有其所有权，但能够对其进行控制，则该项资产也应作为资产确认。控制是指医院对该项财产具有管理权，能够自主地运用它进行经济活动，并承担由此而产生的各种风险。如有些医院融资租赁的设备，虽不拥有其所有权，但能够对其进行实际控制，也应将其作为该医院的资产。在租赁期满后，如果该设备不属于医院，则不能再作为医院的资产。临时借入的仪器设备等，不被医院所拥有，因此不属于医院的资产。

资产必须以货币计量。不能用货币计量的资产或暂时无法统计的资产，不能计入医院的资产中。例如，医疗事故中的损失费用，如果以现金或实物的形式进入医院的资产账户中，才属于医院的资产，否则不能计入资产。

资产是由过去发生的各种交易活动所形成的。只有过去发生的交易活动才能增加或减少医院的资产，不能根据未来的交易或计划中的经济业务来确认资产。

同时具备以上条件的，才能作为资产加以确认。

（3）资产的种类

资产按其流动性可分为流动资产和非流动资产。

流动资产是指可以随时变为现金或在一年内耗用的资产，包括货币资金（现金、银行存款、其他货币资金）、短期投资、库存物资、药品等。

非流动资产是指超过一年变现、耗用的资产，包括长期投资、固定资产、无形资产。

资产按有无实物形态来分类，可分为有形资产和无形资产。有形资产包括存货、固定资产等；无形资产包括专利、商标等。

2. 负债

（1）负债的定义

负债是与资产相对应的概念，是指过去的交易活动形成的、需以资产或劳务偿付的债务。当医院经营过程中产生负债时，就形成了债权和债务的关系，产生了债权人和债务人。一般来讲，在一定时期内有权利收回债务的一方称为债权人；借入债务，到一定时期承担偿还负债义务的一方称为债务人。

（2）负债的特征

第一，负债的存在是由于过去的交易或经济活动已发生，未来必须偿付的经济责任。负债的实质是医院未来的经济利益的丧失或牺牲。

第二，以货币进行确切计量或可以实现预计。

第三，负债一般都有确切的债权人和偿付日期。负债不会自动消失，除非已经进行了偿还。负债不一定用现金来偿还，它可以采用实物、其他等价物或者以劳务的方式进行偿还。

（3）负债的种类

负债按其偿付期限分为流动负债和长期负债。流动负债是指偿付期在一年（含一年）以内的负债，包括短期借款、应付账款、预收医疗款、应付工资等；长期负债是指偿付期在一年（不含一年）以上的负债，包括长期借款、长期应付款等。

3. 净资产

（1）净资产的定义

净资产是指医院的资产减去负债以后的净额。包括事业基金、固定基金、专用基金、财政专项补助结余和待分配结余等。净资产用公式表示为：

$$净资产 = 资产 - 负债$$

（2）净资产的特征

第一，净资产除专用基金结余、财政专项补助结余和待分配结余外，一般是永久性的，是医院的自有资产的主要来源。

第二，净资产反映医院对上级主管部门或单位的经济责任，也反映对其投资者的经济责任。

第三，净资产不能单独计价。净资产的计价要依赖资产、负债、收入、支出这些要素，并与这些要素息息相关。

（3）净资产的来源

国家财政对医院的投入，即财政拨款；国家基建拨款和专项经费拨款；收支结余；专用基金；接受有关单位、团体或个人的捐赠；其他来源，即以上各项未包括的来源。

（4）净资产的分类

净资产按其经济内容可分为基金和收支结余两部分。

基金是实际投入到医院和医院滚存结余的各种资产。基金可分为事业基金、固定基金、专用基金。事业基金是指用于医院发展和建设的基金；固定基金是指固定资产占用的资金；专用基金是指规定了专门用途的一部分资金，不得挪作他用。

收支结余可分为财政专项补助结余和业务收支结余。业务收支结余只存在于医院业务活动过程中，年末应按规定分配，一部分结余转为限定用途的专用基金，另一部分转为未限定用途的事业基金。业务收支结余通过分配转化为基金后就不存在了。如果年末业务收支结余是亏损的，用事业基金弥补，不足以弥补的则为待分配结余。财政专项补助结余不参与年末分配。

4．收入

收入是指开展业务活动依法取得的非偿还性资金。包括财政补助收入、上级补助收入、医疗收入、药品收入、其他收入。只有当事业单位提供服务时才产生收入。收入是单位经营成果的重要组成部分，是反映经营效果的一个基本指标，收入一般会导致资产的增加或负债的减少。

5．支出

支出是指医院开展业务及其他活动而发生的各项资金的耗损，以及用于基本建设项目的开支。支出一般会导致医院资产的减少或负债的增加。

（二）财务管理的目标

树立正确的目标是系统良性循环的前提条件。医院财务管理的目标对医院运行系统同样具有重要的意义。因此，开展财务管理，首先应该明确管理的目标。

医院管理的目标是医院理财活动所希望的结果，是评价医院理财活动是否合理的基本标志。财务管理目标是财务决策的出发点和归宿,制约着财务运行的基本特征和发展方向。不同的财务管理目标会导致不同的行为。医院财务管理的目标制约着医院理财的行为方式和行为动力。

1. 企业理财目标

为了分析医院理财的目标,首先分析一下企业理财的目标。

在市场经济条件下,企业的经济利益得到确认,这使得企业不得不关心市场,关心利润,利润最大化成为企业财务管理的目标。在追求利润的前提下,企业要讲求经济核算,加强管理,改进技术,提高劳动生产率。这些措施有利于资源的合理配置,有利于提高经济效益。随着经济的进一步发展,股份制形式成为企业主要的经济方式。在股份制公司中,股东财务最大化成为财务管理的目标。

随着现代企业的发展,企业作为一个主体,不仅要为所有者和经营者提供收益,还要承担相应的社会责任,如保护生态环境等。适当开展一些公益活动,有利于提高公司的知名度。因此,除了企业价值最大化以外,社会效益也成为现代企业财务管理的目标之一。

2. 医院财务管理的目标

医院不是营利部门,不能以营利为目的。医疗服务是带有一定福利性质的公益服务,医院是提供这种公益服务的事业单位,承担着救死扶伤的社会责任。所以,医院财务管理不能以利润最大化,或者说以结余最大化为目标。

医院不以营利为目的,并不意味着医院不需要开展财务管理。我国现有医院的现状恰恰是资源投入不足和浪费并存。因此,医院财务管理的目的在于合理有效地使用现有的卫生资源,提高资金的使用效率。资金使用效率最大化应该是医院财务管理的最终目标。

三、医院财务管理的重要性

加强医院财务管理,对提高资金使用效率,提高医院管理水平,促进医院事业发展有着重要的意义。

第一,医院财务管理具有筹资和分配资金的功能,开展财务管理,管好医院财务,就能使各项资金为医院所使用,在财力上保证医疗业务的正常进行。

第二，医院的资金运行状态影响着医院的资金运动，开展财务管理，研究资金运行规律，就可以制约或促进医院的不同财务活动，就能通过正确组织货币的收支来监督医院的业务等达到规定的要求。通过各项收支的控制，还可以贯彻财务纪律和财务制度，保护国有财产的安全。

第三，医院不仅要保证医疗服务质量不断提高，而且要开展经济核算，增收节支，增强医院的自我发展能力。因此加强财务管理，做好财务计划、财务分析、财务决策工作，开发医院增收节支的潜力，可以增加资金积累，不断提高医院的经济效益。

总之，医院财务管理工作是医院各项业务工作顺利进行的保证，也是医院社会效益与经济效益不断提高的重要手段。

四、医院财务管理的职能与内容

(一) 医院财务的职能

财务的本质是指财务的内部联系，医院财务的本质是以较少的投入取得较大的经济效益和社会效益。财务的本质决定财务的职能，财务的职能是指财务本身所具有的功能。财务职能是确定财务管理任务与作用的客观依据，医院财务的职能主要表现在筹资、分配、监督三个方面。

1. 筹资职能

由于医院的医疗服务活动是不断进行的，在服务过程中，要不断地消耗资金，这要求财务必须不断地筹集投入所需的资金，使财务具有筹资职能。医院筹资渠道主要有：从财政部门取得财政性补助资金，从主管部门或主办单位取得非财政性资金，通过提供医疗服务而收取资金，通过对外投资收取资金，接受社会捐赠取得资金等。

2. 分配职能

医院从各种不同来源筹集到的资金，有用于医疗服务活动过程中的资金，主要表现为购买劳动资料和劳动对象，以及向职工支付工资。医院筹集的资金，首先补偿成本消耗，然后向主管部门缴纳应缴超收药费款后，按照《医院财务管理

《办法》进行分配。财务分配应兼顾医院的利益和职工待遇的关系，兼顾短期利益和长期利益。财务分配所包含的基本内容可概括为：通过正确核算成本消耗，合理反映医院的财务成果，使成本费用与收益相配比，以较少的耗费取得较大的经济效益和社会效益。

3. 监督职能

财务活动能反映医院资金的利用以及对外投资的成果，暴露医院经济管理工作中的问题。为了合理地处理财务关系，国家制定了有关方针、政策，财务管理必须按有关规定对医院的财务实行监督，这就是财务监督职能。

（二）医院财务管理的内容

医院财务管理是进行医院财务各项工作和协调医院财务各种联系的重要经济管理活动形式，是一家医院生存与发展的基石。主要内容涉及筹资管理、投资管理、资产管理、运营管理、利润分配管理等等。目前，国内的医疗卫生事业是一项具有社会公益性的事业，医院是医疗卫生服务的主体，财务管理具有一定的突出特点。

医院不像公司一样输出制造产品，但是医疗服务离不开大量的人、财、物方面的资源，医院管理离不开财务管理。财务管理对医院的医疗服务以及其他运营活动具有直接引导和内部控制作用，要想医院取得效益最大化，就需要利用合理的财务管理作为重要的保障。

医院的财务管理研究是一个非常宽泛的课题，涉及财务分析以及相互联系的分析。从整体来看，我们可以将这一范畴归纳为如下几个方面：筹资管理、投资管理、资金运营管理、利润分配管理。

1. 筹资管理

所谓医院筹资管理指的是通过对医院发展现状的分析，按照科学有效的方式和方法来获取发展资金的一种融资方式，它的重要之处在于它是整个资金运作的基础和起点。良性的筹资渠道与健康的资金运作是医院开展正常工作的基础。我国对医院筹资的方式和筹资的过程有着明确而严格的规定，如何根据自身的情况选择筹资方式成为可持续发展的重中之重。筹资实际上是通过某些渠道筹集资金。筹资管理主要目的是获取能够让医院进行良性经营与改扩建和不断发展所需的资金，减少风险，降低费用，增加公司利益，筹集来的资金主要用于投资目的。医院在期末结算时，如果有大量结余，就会减少对外筹资成本。由于医院的特殊性，可以获取的资金来源远远少于公司，医院主要的筹资渠道是银行借款及股权投资。

2. 投资管理

投资是为了回收现金、取得大量的收益而导致的资金流出，比如购买国债、购置设备、建设分院、增加门诊等，这些方式都会使资金流出，也会使医院间接获取更多的资金流入。实际上投资管理是医院将筹集所得资金用在能够获取更多利益的地方，医院大多数是用于采购医疗设备。就医院的投资管理而言，可以将其分为固有的和隐形的投资方式，固有投资主要是通过医院购买固定资产等的对内投资以及用货币资金购买债券等的对外投资，隐形投资主要指无形资产的投资。不管是对内投资还是对外投资，都必须有着严格的控制流程和环节，主要是通过资金流入和流出的方式形成科学高效的投资运作模式。医院投资最终目的还是为了保障资本的有效增值。为了使投资与效益呈现正比的关系，达到投资越高，效益就越高的目的，就必须对投资进行有度的把握，切不可盲目扩张导致医院产生资产泡沫。

3. 营运资金管理

所谓医院营运资金管理专指对流动资产和流动负债的管理。流动资产的来源主要由货币资金和往来款构成。医院营运资金流转态势的好坏，其主要衡量指标是流动比率和速动比率，其中速动比率更能有效反映货币资金的周转情况。对流动资产和流动负债二者之间的关系和运作模式必须进行有效的分析，必须进行合理的周转并有有效的运作模式。一方面要杜绝和制止因资金短缺导致的财务风险的膨胀，另一方面也不能因为资金积累过多而产生医院资金循环周期的滞后。

4. 利润分配管理

利润分配管理主要是对企业在经营过程中产生的税后利润的分配管理，在投资利益相关者与企业之间进行分配的活动。利润分配要遵循一定的原则和程序进行，要严格遵守税收有关法律法规，及时足额缴税。在进行分配时，要尽可能保障投资者利益，协调各方关系。民营医院在财务指标中采用利润率来进行利润分析，这区别于公立医院的财务指标，公立医院采用收支结余。收支结余是指医院收入与支出相抵后的余额，包括业务收支结余、财政项目补助收支结余、科教项目收支结余。这两个财务指标是利润分配管理方面非常不同的概念。"利润"主要向民营医院的利益相关者进行分配，而"结余"是政府监督管理机构对公立医院资金运营现状进行监管。民营医院的收入来源主要是科教收入、医疗收入、药品收入、检查收入以及其他收入，支出渠道有科教支出、医疗支出、药品支出、管理费用以及其他支出。医院进行合理利润分配的关键就在于对支出的有效控制，一般通过加强收支结余、成本核算和财务分析来实现。因而，利润分配管理的精细程度与财务分析的切入深度，对提高医院的经营效率起导向作用。

五、医院财务管理的原则与任务

（一）医院财务管理的原则

医院财务管理原则就是组织财务活动、处理财务关系的准则。它是由医院的性质和组织管理的要求所决定的。医院财务管理应遵循以下原则。

1. 系统原则

系统是由若干个相互作用、相互依存的部分有机结合而成的整体。财务管理从筹资开始，到资金收回为止，经历了资金筹措、投放、收回、分配等几个阶段，这几个阶段相互联系、相互作用，组成一个整体，具有系统的性质。为此，做好医院财务管理工作，必须从财务管理系统的内部和外部入手，从各个科室、各个部门的协调和统一出发，这就是财务管理的系统原则。

2. 平衡原则

（1）量力而行和尽力而为相结合

医院要处理好事业发展和资金供需矛盾的关系，就要坚持量力而行和尽力而为相结合的原则。医院各项事业发展都需要资金，在国家补贴相对不足的情况下，资金缺口较大。医院要提供质优价廉的医疗服务，必须坚持不多收、不乱收，把节约资金、降低医疗成本贯穿始终。量力而行，就是要尊重客观经济规律，从医院的实际出发，充分考虑财力可能，坚持把有限的资金投入到急需的地方，节约、勤俭办事。尽力而为，就是在财力许可的范围内，充分发挥人的主观能动性，分清轻重缓急，统筹安排资金，合理使用各项资金，努力挖掘各方面的潜力，大力提高资金使用效率，反对花钱大手大脚和铺张浪费的现象。要使有限的资金得到合理的使用，就不能盲目投资，要进行科学论证，效益跟踪，认真总结经验，改进工作，切实提高资金的使用效益。

（2）国家、单位和个人三者利益的平衡兼顾

医院在财务管理中，要坚持国家、单位和个人三者利益兼顾的原则。医院作为相对独立的财务核算单位，要获取单位经济利益，讲求经济效益，但更要自觉维护国家的利益，顾全大局。在处理单位与职工之间的财务关系时，要坚持社会主义按劳分配制度，多劳多得，优劳优得，效率优先，兼顾公平。既要防止出现片面强调单位和个人的利益，忽视国家利益的现象，又要防止出现单纯强调国家利益，忽视单位和个人利益的现象。当三者利益发生冲突时，单位利益和个人利益必须服从国家利益。

（3）社会效益和经济效益的平衡

非营利性医院是承担一定政府福利职能的公益性组织，是非营利性经济组织，担负着救死扶伤、保护和提高人群健康水平的使命，根本目的是不断提高全民族身体素质，保障国家各项事业的发展。营利性医院也要讲求社会效益和经济效益的平衡。

3. 依法理财原则

（1）执行国家有关法律、法规和财务制度

在社会主义市场经济条件下，一切经济活动必须在法律法规的范围内运行，财务活动也不例外。医院的财务管理要遵循法律、法规和财务制度，牢固树立法律意识，坚持各项财务管理工作在法治轨道上运行，这是医院财务活动必须遵循的最基本的原则。严格执行这一原则，对规范医院财务行为、保证医院健康发展，具有十分重要的意义。坚持这一原则，要按照社会主义市场经济的要求，结合具体特点、实际情况，制定财务管理规定、财务管理办法，建立起一套科学的

财务制度体系。

（2）建立健全医院内部财务制度

医院为了强化管理，不仅要严格遵循和执行国家财务管理法规，而且需要建立内部财务制度，确定内部的财务关系，明确内部各部门的责权分工和利益分配，加强财务部门控制约束机制建设，使财务活动有章可循，以增强各部门的责任心，使各部门相互制约、协调一致地组织财务活动，处理财务关系。

4. 计划管理原则

实行计划管理，是由社会主义市场经济的风险性和财务活动的复杂性所决定的。所谓计划管理，指对影响医院理财活动的多种情况采用多种方法进行预测，对预测结果进行详细的分析，并通过预算的方式将其表现出来，以提高预见性。实行预算管理，是体现计划原则的重要保证。医院的全部财务活动包括一切收支，都要编制预算，实行预算管理。正确编制单位预算计划，可以有计划地组织单位财务活动，保证各项业务的顺利进行。医院预算计划的编制，要考虑计划期内的各种有利和不利因素，使计划具有先进性、科学性和可行性。在执行过程中如果发生重大变化，要对原预算计划按规定的程序进行调整，以正确指导财务活动和资金运动。

5. 统分结合原则

统分结合原则指统一领导、分级管理相结合。医院财务管理工作，应在主管领导或总会计师或首席财务总监（CFO）领导下由财务部门统一管理。医院财务部门统一管理医院的财务有利于强化医院财务管理，促进医院财务管理的规范化。同时设置单独的财务管理机构，配备必要的财务管理人员。

为了实现统一领导、分级管理，还应坚持管钱与管物相结合、使用资金与管理资金相结合、管理责任与管理权力相结合，在实行经济核算的条件下，应合理安排各部门、各科室在资金成本费用和收益管理中的职权关系，并制定一定的财务目标，定期考核，以实现医院各科室、各部门理财的目标和效率。

（二）医院财务管理的任务

医院财务管理的基本任务是按照国家的方针政策，根据自身资金运动的客观规律，利用价值形式、货币形式，对医院的经济活动进行综合管理，其具体任务如下。

1. 合理编制预算，统筹安排各项资金

医院预算是医院完成各项工作任务，实现事业计划的重要保证，也是医院财务工作的基本依据。医院的全部财务收支，都要编制预算计划，实行计划管理。医院预算必须认真贯彻执行医疗卫生方针政策，按照量入为出、收支平衡的原则编制，不搞赤字预算。预算既要积极、先进、合理，又要控制消费，分清轻重缓急和主次先后；既保证重点，又兼顾一般，把有限的资金安排使用到最需要的地方，保证医疗任务的顺利完成。

2. 依法组织收入，积极筹措资金，保证资金需要

医院除了取得国家事业补贴外，要在国家政策允许的范围内，开发潜力，多形式、多渠道、多层次组织收入。但要以严格执行国家政策，禁止多收费、乱收费，不增加病人负担为前提。

3. 努力节约支出，控制费用和成本

医院在积极组织收入的同时，一定要加强支出管理，减少浪费，开展成本核算，压缩一切不必要的开支，节约使用资金，控制费用和成本。医院各项支出，要严格按照预算，制定支出消耗定额，财会部门审核，经领导批准后执行。

4. 建立健全财务制度，加强经济核算和监督，提高资金使用效益

财务管理利用价值形式对医院经营活动进行综合性管理，促使各个环节讲求经济效益，勤俭节约，精打细算，管好资金，用好资金，充分发挥资金的使用效益，促使医院努力增收节支，堵塞漏洞，挖掘潜力，实行院科两级核算，争取用尽可能少的劳动消耗和物质消耗，提供更多优质的卫生服务。

5. 加强国有资产管理，防止国有资产流失

医院的国有资产是实现各项事业计划的物质基础，医院要按照有关国有资产管理的规定，制定并完善国有资产管理的具体办法，对单位国有资产进行严格管理、合理使用，防止国有资产流失。

6. 对医院经济活动进行财务控制和监督

医院的财务机构和财务人员必须严格执行各种财务制度，加强财务监督，严格遵守财经纪律，进行财务控制，督促医院根据国家的方针政策、制度和办法进行管理，以较少的耗费提供较好的医疗服务。对于违反财经法规和财务制度的行为要加以制止，维护财经纪律。财务控制和监督具有经常性和综合性特点，既可以通过财务收支计划做到事前控制，又可以通过各种资料发现经营过程中的有利和不利因素，做到事中控制和事后监督，以提高单位的整体效益。

第二节　医院财务管理中的基本理念

一、财务管理基本理念概述

随着我国市场经济的不断发展，医院的财务管理活动发生了巨大的变化。以往医院的发展全靠国家，致使在使用资金时，一般不考虑资金的时间价值、风险以及使用成本。但随着我国市场经济体制的建立，政府给医院的资金支持力度逐年减少，面对日益激烈的市场竞争，医院在使用资金的同时就必须考虑资金的时间价值和风险。市场经济环境下风险无处不在，如何在复杂的市场经济大环境下，用好资金，规避风险，是每位管理者所关心的现实问题。准确估算医院的各项风险，合理确定医院的收益，使医院更好地为社会为人民服务，所有这些都要求医院必须考虑资金的时间价值和风险，同时正确处理资金的风险价值与报酬的关系，只有这样医院才能健康运行、不断发展。

商品经济的高度发展和借贷关系的普遍存在正是资金时间价值产生的前提和基础，它是一个客观存在的经济范畴，是财务管理中必须考虑的重要因素。把资金的时间价值引入财务管理，对资金的筹集、投放、使用和收回等从量上进行分析，是提高财务管理水平，搞好筹资、投资、分配决策的有效保证。

在市场经济环境下，医院的外部环境发生了巨大的变化，医院经营者要面对市场上各种不同的供应商和消费群体，越来越多的财务关系和财务活动影响着医院的经营行为，原有的计划经济体制下的财务管理方法和原则已经不能完全适应现代市场的变化，现代理财观念不自觉地影响着医院的管理和经营，资金的使用不会在一个会计年度内结束，资金的投资有回报也有风险，在投资过程中，管理者需要掌握瞬息万变的机会，需要现金的支持。因此，新的筹资理念和经营观点被引入医院财务管理中，成为管理者开展财务管理所必须了解和掌握的基本知识。这些基本知识和理念包括以下几个部分。

(一)　资金的时间价值观念

不同时间的资金具有不同的价值。10 年前的 1 元钱与现在的 1 元钱是不等值的，这就是资金的时间价值。也就是说，随着时间的推移，资金的价值是会发生变化的。在现代管理基础上，资金的运用不会在一年内完成，这就涉及资金的时间价值。因此，开展财务管理，首先要了解资金的时间价值问题，在此基础上才能做出正确合理的判断。

(二)　风险价值观念

投资就有风险，高风险带来高回报，低风险带来低回报。如何确定风险及其大小，当面临不同的风险时，如何进行选择和判断，这就是风险价值理论所要阐述的问题。风险价值也是现代财务管理的一个重要问题。在原来的计划经济体制下，医院的筹资渠道以国家拨款为主，管理者很少考虑资金使用的效果。但是随着经济的发展，筹资方式发生了变化，负债筹资以及其他筹资方式成为医院的主要资金筹措方式。对于有限的资金，管理者要考虑资金使用的效果。同样的一笔资金运用到不同的项目上，带来的收益也是不一样的，这就需要管理者具有风险意识，合理运用资金。

(三)　资金成本观念

过去的经济体制下，医院作为社会主义福利事业单位，由国家注入资金，资金是无偿使用的。但是现在，资金的使用是有代价的，即资金具有成本。因此，如何进行资金成本和收益比较，也是管理者面临的一个问题。

（四）现金流量观念

现金流量是指在经营过程中所发生的现金（货币资金）流入与流出。资金周转是以现金为中心的，获取必要数额的现金是开展业务活动的前提，收回一定数量的现金是资金循环完成的标志。没有合理的现金流，将极大地影响医院的正常运作。因此，在经营过程中要时刻关注医院是否有合理的现金流，现金流量观念也是现代管理者必须具备的一个观念。

（五）机会成本观念

医院的运行过程中，存在着许多选择的机会。不同备选方案所带来的收益不同，当选定一种方案时意味着放弃另一个方案，这个被放弃方案潜在的收益被称为机会成本。当人们做选择的时候，不仅要看到所选择项目的收益，而且往往还要考虑到所选择项目的机会成本。"两利相权取其重，两害相权取其轻"就是机会成本的含义。它不是一个具体的数值，但却是决策时所必须面对的一个问题。

（六）边际成本观念

每增加一个单位产量的收入和成本，称为边际收入和边际成本。这个理念告诉我们，资源的投入不是越多越好，当资源的投入达到一定水平时，也许资金产出和资金投入不成正比。因为，边际效益是递减的。因此，这个理念所研究的重点是确定医院效益最优化的边界，从而合理投入资金。

二、资金时间价值

（一）资金时间价值的基本概念

1. 资金时间价值的概念

资金时间价值，是指一定量的资金在不同时点上价值量的差额。在市场经济条件下，即使不存在通货膨胀，等量资金在不同时点上的价值量也不相等。今天的1元钱和将来的1元钱不等值，前者要比后者的价值大。例如：把今天的1元钱存入银行 1 年，可以得到 1 年的银行利息；若把它用于投资，可以获得一定的利润。假设存款利率为 10%，今天的 1 元钱存入银行，1 年后可得到 1.10 元。1 元钱经过 1 年时间的投资增加了 0.10 元，今天的 1 元钱和 1 年后的 1.10 元钱等值。人们将资金在使用过程中随时间的推移而发生增值的现象，称为资金具有时间价值。

资金的时间价值是资金在周转使用中产生的，根源在于其在再生产过程中的运动和转化，是资金所有者让渡资金使用权而参与社会财富分配的一种形式。通常情况下，资金的时间价值被认为是没有风险和没有通货膨胀条件下的社会平均资金利润率。这是利润平均化规律作用的结果。由于时间价值的计算方法同有关利息的计算方法相同，因而时间价值与利率容易混为一谈。实际上，财务管理活动总是或多或少存在风险，而通货膨胀也是市场经济中客观存在的经济现象。因此，利率不仅包括时间价值，而且也包含风险价值和通货膨胀的因素。只有在购买政府债券时几乎没有风险，如果通货膨胀利率很低的话，可以用政府债券利率表现时间价值。

2. 资金时间价值存在的条件

（1）商品经济和借贷关系的发展

随着商品经济的发展，出现了货币之间的交换，从而产生了借贷关系的存在和发展。随着经济的发展，借贷关系越来越复杂，甚至出现 5 年、10 年的借贷，还款的时间也延长到以后的若干年。由于机会成本的存在，同样一笔资金，用于某种用途就不能再应用到其他的投资渠道上，因此，借贷的存在是产生货币时间价值的一个基础条件，如果没有借贷关系，也就不存在货币的时间价值问题。

（2）资金以流量方式存在

如果现金用于购买某种设备，这笔现金就以存量的方式存在，就不会产生资金的时间问题。但是，在医院管理过程中，大量的现金是以流量的方式存在的，即在运动的过程中产生资金的增值。这是应用时间价值的前提条件。

（3）时间的推移

时间的推移是产生货币时间价值的重要条件。随着时间的推移，经济的发展会发生变化，从而会产生通货膨胀或者通货紧缩等问题，因此，不同的资金在不同的时点上产生了价值不相同的现象。如果资金的借贷关系只存在 1 年，一般不必考虑其时间价值问题。

（4）资金时间价值与一般利率的关系

一般以利率（或利息）作为货币时间价值的表现形式。它不同于从银行贷款所支付的利率即贷款利率，货币的时间价值受到资金使用时间的长短、资金的风险以及通货膨胀的影响。一般来讲，资金的时间价值相当于没有风险和通货膨胀条件下的社会平均资金利润率。

3. 资金时间价值在财务管理中的意义

第一，资金时间价值为不同时点现金流量的折现提供了统一的衡量尺度。例如：固定资产付款方法取决于在同一时点上，资金投入与资金流出的现值的大小。比如在不同的保险支付方式下，有三种不同的保费支付方式：①趸交 5000 元，交费期满 20 年后每年给付 1000 元；②分 10 年交，500 元/年，交费期满 20 年后每年给付 1000 元；③分 20 年交，250 元/年，交费期满 20 年后每年给付 1000 元。如果不考虑时间价值的问题，从表面上看，三种方案都是交了 5000 元，20 年后补偿 20000 元，但是由于支付费用的时间不同，不能简单进行对比，如果考虑到货币具有时间价值这个因素的话，通过计算可知第二个方案是最优方案。因此，时间价值问题为不同时点现金流比较提供了统一的衡量尺度。

第二，资金时间价值为投资方案的经济评价过程中投资报酬率是否到达了最低限度提供了评价尺度。例如：如果某年银行存款年利率为 5%，同年某项投资报酬率为 4.5%，那么，这个投资项目不可取。

第三，计划体制下，忽视资金时间价值的存在，使得资金使用效率低下，资产价值流失。市场经济条件下，要树立时间价值观念，并运用到筹资、投资、资金分配过程中，提高资金使用效率。

（二）资金时间价值的计算

今天的 1 元钱比将来的 1 元钱值钱，这是因为机会成本的存在。将来的 1 元钱的机会成本是我们现在存 1 元钱可以得到的利息。那么，不同时点上的价值大小如何？这就需要计算资金的时间价值，这是开展财务管理，进行投资决策所必不可少的一项基础工作。

资金时间价值的计算包括现值、终值和年金，计算过程中涉及单利、复利等概念。为了便于计算，首先介绍一些基本概念和符号。

本金（Present Value，P）：原有资金即现值。

利率（Interest Rate，I）：每一单位时期所付利息与本金的比率，即每一利息期的利率（折现率）。

时期（Number，N）：计算利息的期数，包括年、季度、月。

利息（Interest，I）：货币在一定时期内的使用费，指货币持有者（债权人）因贷出货币或货币资本而从借款人（债务人）手中获得的报酬。

本利和（Future Value，F）：本金与利息之和，即终值；单利：（Simple Interest，SI）只有本金参与利息的计算。

复利：（Compound Interest，CI）本金与获得的利息都参与今后的利息计算，也叫"利滚利"。

1. 终值

终值又称将来值，是现在一定量现金在未来某一时点上的价值，俗称本利和。

（1）单利的终值

单利是指在规定的期限内，只就本金计算利息，每期都按初始本金计算利息，当期利息即使不取出也不计入下期本金，计算基础不变。除非特别指明，在计算利息时，给出的利率均为年利率，对于不足1年的利息，以1年等于360天来折算。

（2）复利的终值

资金时间价值通常是按复利计算的。它是指在一定期间（如1年）按一定的利率用本金求利息，再将所生利息加入本金计算利息，逐期滚算，俗称"利滚利"，即以当期末本利和为计息基础计算下期利息。现代财务管理中一般用复利方式计算终值，因此也有人称之为复利终值。

2. 现值

现值又称本金，是指未来某一时点上一定量现金折合为现在的价值。

3. 年金

以上介绍了一次性收付款项，除此之外，还存在一定时期内多次收付的款项，即系列收付款项。例如，如果你购买债券，每期末你得到相等的利息；如果你贷款购车、购房，一般要求每期支付相等的金额。如果每次收付的金额相等，则这样的系列收付款项便称为年金。简言之，年金是指在连续期间内，每隔相同时间所发生的一系列等额的现金流入与流出。通常记作 A。

年金的形式多种多样，如保险费、养老金、折旧、租金、等额分期收款、等额分期付款以及零存整取储蓄等，都属于年金。年金按其每次收付发生的时点不同，可以分为以下几个类型。

后付年金（普通年金）：每期期末取得一系列的等额现金流量。预付年金（即付年金）：每期期初发生的等额现金流量。

永久年金：无限期连续发生的等额现金流量。

递延年金：开始若干时期不发生，若干期后连续发生。

其中，普通年金应用最为广泛，其他几种年金是在普通年金的基础上推算出来的。

三、风险价值和报酬观念

（一）风险的概念

1. 风险的含义

风险是指在一定条件下和一定时期内可能发生的各种结果的变动程度。有些事情的未来发展我们事先不能确知，例如，医疗服务价格、服务量、成本等都可能出现我们预想不到并且无法控制的变化。风险是事件本身的不确定性，具有客观性。例如，无论医院还是个人，如果投资于国库券，其收益的不确定性较小；如果是投资于股票，则收益的不确定性大得多。这种风险是"一定条件下"的风险，你在什么时间、买哪一种或哪几种股票、各买多少，风险是不一样的。这些问题一旦决定下来，风险大小就无法改变了。这就是说，特定投资的风险大小是客观的，你是否去冒风险及冒多大的风险，是可以选择的，是主观决定的。

风险是现代医院财务管理环境的一个重要特征，在医院财务管理中经常不可避免地要面对风险。风险是对医院的目标产生负面影响的事件发生的可能性。从财务管理的角度看，风险就是医院在其财务活动过程中，由于各种难以预料或无法控制的因素作用，使医院的实际收益与预计收益发生背离，从而蒙受经济损失的可能性。

风险具有以下特征：

首先，风险是事件本身的不确定性，具有客观性。其次，风险的大小随时间延续而变化，是"一定时期内"的风险。最后，风险可能给投资者带来超出预期的收益，也可带来超出预期的损失。从财务的角度来说，风险主要指无法达到预期报酬的可能性。

一般说来，投资人对意外损失的关切，比对意外收益的关切要强烈得多。因此人们研究风险时侧重减少损失，主要从不利的方面考察风险，经常把风险看成是不利事件发生的可能性。

2. 风险的种类

从个别投资主体看，风险分为市场风险和医院特有风险。

市场风险，是指那些影响所有医院的因素引起的风险。如战争、经济衰退、通货膨胀、高利率等。这类风险涉及所有的投资对象，不能通过多元化投资来分散，因此又称不可分散风险或系统风险。例如，一个人投资于股票，不论买哪一只股票，他都要承担市场风险，经济衰退时各种股票的价格都会不同程度下跌。

医院特有风险，是指发生于个别医院的特有事件造成的风险。如罢工、新医疗项目开发失败、没有争取到重要合同、诉讼失败等。这类事件是随机发生的，因而可以通过多元化投资分散风险，这类风险称为可分散风险或非系统风险。例如，一个人投资股票时，买几种不同的股票，比只买一只股票的风险小。

从医院本身来看，按风险形成的原因可将医院特有风险分为经营风险和财务风险。

经营风险，是指医院经营的不确定性带来的风险，它是任何经济活动都有的。医院经营过程中，受到来自医院内部和外部诸多因素的影响，具有很大的不确定性。由于医疗需求、服务价格、医院提供的服务数量等不确定因素产生了风险，竞争使医疗服务与需求不稳定，加大了风险，卫生材料的供应和价格、医务人员的工作效率、工资和奖金的不确定性也会导致风险。

财务风险，是指因借款而增加的风险，是筹资决策带来的风险。医院的全部资金中，除自有资金外，还有借入资金。借入资金的多少，对医院自有资金有一定的影响，当医院息税前（扣除利息和所得税之前）资金利润率高于借入资金利息率时，使用借入资金获得的利润除了补偿本身负担的利息外还有剩余，因而使自有资金利润率提高。但是，如果医院息税前资金利润率低于借入资金利息率，使用借入资金获得的利润还不够支付利息，就要用自有资金的一部分利润来支付利息，使自有资金利润率降低，医院出现亏损。如果医院亏损情况得不到有效的控制，财务情况进一步恶化，丧失支付能力，就会出现无法还本付息甚至无法经营的危险。总之，基于诸多因素的影响，医院息税前资金利润率和借入资金利息率差额具有不确定性，从而引起自有资金利润率高低的变化，这种风险即为筹资风险，或称财务风险。财务风险的大小受借入资金对自有资金比例的影响，借入资金比例越大，风险程度越高；反之，借入资金比例越小，风险程度越低。

3. 风险报酬

医院的财务和经营管理活动总是处于或大或小的风险之中，任何财务决策的确定都应该尽可能地回避风险，以减少损失，增加收益。一般来说，高风险伴随高收益，也伴随高损失，因冒风险而得到的超过资金时间价值的报酬，称为风险报酬。

风险报酬是用风险报酬率来表示的，是指投资者因冒风险进行投资而要求的超过资金时间价值的那部分额外报酬。如果不考虑通货膨胀的话，投资者进行风险投资所要求的或期望的投资报酬率便是资金时间价值（或无风险报酬率）与风险报酬率之和，即期望投资报酬率＝资金时间价值（或无风险报酬率）＋风险报酬率。假定资金时间价值为5%，某项投资期望投资报酬率为15%，如果不考虑通货膨胀因素，该项投资的风险报酬率便是10%。

（二）风险的衡量

风险客观存在，广泛影响着医院的财务和经营活动。因此，正视风险并将风险程度予以量化，进行较为准确的衡量，便成为医院财务管理中的一项重要工作。风险与概率直接相关，并由此与期望值、离散程度等相联系，对风险进行衡量时应着重考虑以下几方面因素。

1. 概率

在现实生活中，某一件事在完全相同的条件下可能发生也可能不发生，既可能出现这种情况也可能不出现这种情况，我们称这类事件为随机事件。概率是用来表示随机事件发生可能性及出现某种结果可能性大小的。用 X 表示随机事件，X_i 表示随机事件的第 i 种结果，P 为出现该种结果的相应概率。若 X 出现，则 P_i = 1；若 X_i 不出现，则 P_i = 0。把一般随机发生的事件的概率定为 0~1 之间的某个数值。概率的数值越大，随机事件发生的可能性越大。所有可能结果出现的概率之和必定为 1。概率必须符合下列两个要求：

第一，所有概率 P_i 都在 0~1 之间，即 $0 \leq P_i \leq 1$。

第二，$\sum_{i=1}^{n} P_i = 1$。

将随机事件各种可能的结果按一定的规则进行排列，同时列出各结果出现的相应概率，这一完整的描述称为概率分布。

概率分布有两种类型，一种是离散型分布，也称不连续的概率分布，其特点是概率分布在各个特定的点（指 X 值）上。另一种是连续型分布，其特点是概率分布在连续图像的两点之间的区间上。两者的区别在于，离散型分布中的概率是可数的，而连续型分布中的概率是不可数的。

2. 期望值

期望值是一个概率分布中的所有可能结果，以各自相应的概率为权数计算的加权平均值，通常用符号 E 表示，其计算公式如下：

$$E = \sum_{i=1}^{n} X_i P_i$$

期望收益反映预计收益的平均化，在各种不确定性因素影响下，它代表着投资者的合理预期。

3. 离散程度

离散程度是用以衡量风险大小的统计指标。一般说来，离散程度越大，风险越大；离散程度越小，风险越小。反映随机变量离散程度的指标包括平均差、方差、标准离差、标准离差率和全距等。本书主要介绍方差、标准离差和标准离差率三项指标。

（1）方差

方差是用来表示随机变量与期望值之间的离散程度的一个数值。其计算公式为：

$$\delta^2 = \sum_{i=1}^{n} (X_i - E)^2 \times P_i$$

方差越小，则离散程度越小，风险也就越小；方差越大，则离散程度越大，其风险也越大。

（2）标准离差

标准离差也叫均方差，其计算公式为：

$$\delta = \sqrt{\sum_{i=1}^{n} (X_i - E)^2 \times P_i}$$

标准离差以绝对数衡量决策方案的风险，在期望值相同的情况下，标准离差越大，则风险越大；反之，标准离差越小，则风险越小。

（3）标准离差率

标准离差率是标准离差同期望值之比，通常用 V 表示。其计算公式为：

$$V = \frac{\sigma}{E} \times 100t\%$$

标准离差率是一个相对指标，它以相对数反映决策方案的风险程度。方差和标准离差作为绝对数只适用于期望值相同的决策方案的风险程度的比较。对于期望值不同的决策方案，评价和比较其各自的风险程度只能借助于标准离差率这一相对数值。在期望值不同的情况下，标准离差率越大，风险越大；反之，标准离差率越小，风险越小。

（三）风险收益率

标准离差率虽然能正确评价风险程度的大小，但还不是我们所要求的风险报酬率。要计算风险报酬率还必须借助于一个系数——风险价值系数。风险价值系数是指风险报酬率与标准离差率的比率，它是把标准利差率换算成风险报酬率的一个参数。它可以是经验数值，通常由投资者根据以往的同类项目或主观经验加以确定，也可以根据有关历史资料采用高低点法计算求得。风险收益率、风险价值系数和标准离差率之间的关系可用公式表示如下：

$$R_r = \beta \cdot V$$

式中 R_r 为风险收益率，β 为风险价值系数，V 为标准离差率。

在不考虑通货膨胀因素的情况下，投资的总收益率为：

$$R = R_f + R_r = R_f + \beta \cdot V$$

式中 R 为投资总收益率，R_f 为无风险收益率。

四、现金流量

（一）现金流量的含义

现金流量也称现金流动量，简称现金流。在项目投资决策中，现金流量是指投资项目在计算期内因资本循环而可能或应该发生的各项现金流入量和现金流出量的统称，它是计算项目投资决策评价指标的主要根据和重要信息之一。这里的"现金"是广义的现金，它不仅包括各类货币资金，而且还包括医院拥有的非货币资源的变现价值。

现金流量是计算项目投资评价指标的主要依据和重要信息，其本身也是评价项目投资是否可行的一个基础性指标。为了便于确定现金流量的具体内容，现金流量在实际计算时，包含以下几种假设。

1. 财务可行性分析假设

即假设项目投资决策从医院投资者的立场出发，只考虑该项目是否具有财务可行性，而不考虑该项目是否具有国民经济可行性或技术可行性。

2. 全投资假设

即假设在确定投资项目的现金流量时，只考虑全部投资的运动情况，而不具体考虑和区分自有资金与借入资金等具体形式的现金流量。即使实际存在借入资金也将其作为自有资金对待。

3. 建设期间投入全部资金的假设

即假设项目投资的资金都是在建设期投入的。

4. 经营期和折旧年限一致假设

即假设项目主要固定资产的折旧年限或使用年限与经营期一致。

5. 时点指标假设

为了便于利用资金时间价值形式，将项目投资决策所设计的价值指标都作为时点指标处理。其中，建设投资在建设期内有关年度的年初或年末发生，流动资金投资在建设期末发生，经营期内各年的收入、成本、摊销、利润、税金等项目的确认均在年末发生，新建项目最终报废或清理所产生的现金流量均发生在终结点。

6. 投资项目类型假设

假设投资项目只包括单纯固定资产投资项目、完整投资项目和更新改造投资项目三种类型。

7. 确定性假设

假设与项目现金流有关的医疗价格、医疗服务量、成本水平等因数均为已知常数。

（二）现金流量的构成

现金流量由现金流入量和现金流出量两部分构成。

1. 现金流入量的构成内容

现金流入量是指能够使投资方案的现实货币资金增加的项目，简称现金流入，包括以下几个方面。

一是营业收入，指项目投产后每年实现的全部销售收入或业务收入。

二是回收固定资产余值，它是经营期主要项目的固定资产在终结点报废清理或中途变价转让处理时所回收的价值。

三是回收流动资金，主要指新建项目在项目计算期完全终止时（终结点）因不再发生新的替代投资而回收的原垫付的全部流动资金投资额。回收流动资金和回收固定资产余值统称为回收额。

四是其他现金流入量，指以上三项指标以外的现金流入量项目。

2. 现金流出量的构成内容

现金流出量是指能够使投资方案的现实货币资金减少或需要动用现金的项目，简称为现金流出，包括以下几个方面。

第一，建设投资（含更新改造投资），是在建设期内按一定生产经营规模和建设内容进行的固定资产投资、无形资产投资和开办费投资（又称递延资产投资）等项投资的总称，它是建设期发生的主要现金流出量。其中，固定资产投资是所有类型投资项目注定要发生的内容。

第二，流动资金投资，是指在完整工业投资项目中发生的用于生产经营及其周转使用的营运资金投资，又称为垫支流动资金。建设投资与流动资金投资合称为项目的原始总投资。

第三，经营成本，是指在经营期内为满足正常生产经营而动用现实货币资金支付的成本费用，又称为付现的经营成本（或简称付现成本），它是生产经营阶段最主要的现金流出量项目。

第四，各项税款，指项目投产后依法缴纳的、单独列示的各项税。

第五，其他现金流出，指不包括在以上内容中的现金流出项目（如营业外净支出等）。

(三) 净现金流量的确定

1. 净现金流量的含义

净现金流量又称现金净流量，是指在项目计算期内由每年现金流入量与同年现金流出量之间的差额所形成的序列指标，它是计算项目投资决策评价指标的重要依据。净现金流量具有以下两个特征：第一，无论是在经营期内还是在建设期内都存在净现金流量；第二，由于项目计算期不同阶段上的现金流入和现金流出发生的可能性不同，使得各阶段的净现金流量在数值上表现出不同的特点，建设期内的净现金流量一般小于或等于零，经营期内的净现金流量则多为正值。

根据净现金流量的定义，可将其理论计算公式归纳为：

$$净现金流量=现金流入量-现金流出量$$

为简化净现金流量的计算，可以根据项目计算期不同阶段上的现金流入量和现金流出量具体内容，直接计算各阶段净现金流量。

2. 净现金流量的确定分析

（1）建设期净现金流量的确定

建设期现金流量是指投资项目建设期发生的现金流量，一般包括以下内容。

一是固定资产投资，包括固定资产的购入或建造成本、运输成本和安装成本等。这里应注意的是固定资产投资额不等于固定资产原值。固定资产投资与固定资产原值存在下列数量关系：

$$固定资产原值=固定资产投资+资本化利息$$

上式中的资本化利息是指在建设期发生的全部借款利息，可根据建设期长期借款本金、建设期和借款利息率按复利方法计算。

二是流动资产投资，包括卫生材料、低值易耗品和现金等流动资产上的投资。

三是其他投资费用，指与长期投资有关的注册费用、谈判费用、职工培训费用等。

四是原有固定资产的变价收入，主要指固定资产更新时原有固定资产变卖所得的现金收入。

（2）经营期净现金流量的确定

经营期现金流量是指投资项目投入使用后，在其寿命周期内由于生产经营所带来的现金流入和现金流出的数量，一般按年计算。这里现金流入一般指营业现金收入，现金流出指营业现金支出和缴纳的税金。如果一个投资项目每年的销售收入等于营业现金收入，付现成本（指不包括折旧和各种摊销的成本）等于营业现金支出，那么，年营业净现金流量可用下列简化公式计算：

$$经营期年净现金流量=年税后利润+年折旧$$

（3）终结点净现金流量的确定

终结点现金流量是指投资项目寿命完结时发生的现金流量，主要包括以下几个方面。

第一，固定资产的残值收入或变价收入。

第二，收回垫支的流动资金。

第三，停止使用土地的变价收入等。

根据时点指标假设，项目最终报废或清理均发生在终结点，而终结点一般定在项目计算期的最后 1 年年末。

第二章 现代医院预算的执行与评估

第一节 全面预算理论

一、医院预算的含义

《医院财务制度》第八条规定：预算是指医院按照国家有关规定，根据事业发展计划和目标编制的年度财务收支计划。

医院预算由收入预算和支出预算组成。医院所有收支应全部纳入预算管理。

医院预算是指医院按照国家有关规定，根据事业发展计划和目标编制的年度财务收支计划。医院预算是对预算年度内医院财务收支规模、结构和资金渠道所作的预计，是预算年度内医院各项事业发展计划和工作任务在财务收支上的具体反映，是医院财务活动的基本依据，是保证财务收支活动有计划、有步骤进行的基础和前提，是实现财务管理目标的重要手段和依据。医院实行全面预算管理，有利于贯彻执行国家医疗卫生政策；有利于保证收支平衡，防范财务危机；有利于强化政府监管，改进和完善财务管理；有利于强化财务分析，便于绩效考核。

医院应加强预算管理，规范预算编制、审批、执行、调整、考核与评价，增强经济管理能力，提高运行效率。医院应维护预算的严肃性，规范预算编制及调整，加强预算收入与预算支出管理，严格预算执行与考核。医院应严格执行已批复预算，不得随意调整预算支出用途，避免预算编制与执行"两张皮"的情况。未经批准医院不得调整预算，医院不得做出任何使原批准的收支平衡的预算的总支出超过总收入或使原批准的预算中举借债务数额增加等决定。

二、预算管理

（一）预算管理办法

《医院财务制度》第九条规定：国家对医院实行"核定收支、定项补助、超支不补、结余按规定使用"的预算管理办法。

地方可结合本地实际，对有条件的医院开展"核定收支、以收抵支、超收上缴、差额补助、奖惩分明"等多种管理办法的试点。定项补助的具体项目和标准，由财政部门会同主管部门（或举办单位），根据政府卫生投入政策的有关规定确定。

新制度改革了政府对医院的预算管理办法，根据目前医院资金来源的实际情况和医改方案提出的改革方向，提出了按照项目分别核定政府补助的预算管理办法，取消了"定额补助"的规定。同时，为体现医院的公益性，强化医院预算管理，提出结余按规定使用的预算管理要求。政府通过对医院收支的核定、成本及结余的控制，合理确定医疗服务价格，明确划分各方责任与权利，体现医院的公益性特征。

对于预算管理办法的内涵，要注意把握好以下几点：

1. 核定收支

卫生主管部门和财政部门根据医院的特点、事业发展计划、工作任务、财务状况以及财政补助政策，对医院编报的全年收入和支出预算予以核定。核定收支是国家对医院实行预算管理的基础环节，目的是根据医院职能定位和工作任务，合理确定其收支规模，为开展预算管理和核定政府补助提供依据。在核定经常性收入方面，医疗收入可根据核定的医疗服务任务及前几年医疗服务平均收入情况，并综合考虑影响医疗收入的特殊因素核定。在核定经常性支出方面，可以按人员、业务经费分项定额核定。即：人员经费按定员定额的方式核定；业务经费根据核定的医疗服务和公共卫生服务任务的数量、质量和成本定额等综合核定。也可以根据核定的医疗服务和公共卫生服务任务的数量、质量及单位综合服务成本，综合考虑以前年度支出水平和有关特殊因素，核定医疗服务和公共卫生服务支出预算额度。药品收入和支出可根据药品采购价格和合理用药数量以及加成因素等核定。其他收入和支出可根据以前年度水平并扣除不合理因素核定。

2. 定项补助

根据区域卫生规划、群众卫生服务需求、收支状况、财政保障能力等情况，按照一定标准对医院的某些支出项目给予财政补助。定项补助主要用于医院基建、设备购置等方面。补助项目的确定，必须根据医院长远或阶段性工作任务和工作计划，突出工作重点，并有利于加强政府宏观管理、落实区域卫生规划。项目应当目标明确、内容具体，有相应的管理实施办法。根据政府卫生投入政策的要求，政府举办的医院的基本建设和设备购置等发展建设支出，经国家发展和改革委员会等有关部门批准和专家论证后，建立政府专项补助资金项目库，所需资金由政府根据轻重缓急和承受能力逐年安排。政府对包括医院在内的各类医院承担的公共卫生任务，按政府卫生投入政策确定的标准给予专项补助。应确保政府指定的紧急救治、援外、支农、支边等公共服务经费。医院重点学科建设项目，由政府安排专项资金予以支持。对于中医院（民族医院）、传染病院、精神病院、职业病防治院、妇产医院、儿童医院，在安排投入时应予以倾斜。医院的政策性亏损，按规定动用事业基金弥补后仍有差额的，由同级政府核定补助。政府举办的医院的离退休人员符合国家规定的离退休费用，在事业单位养老保险制度改革前，由同级财政根据国家有关规定核定补助，事业单位养老保险制度改革后，按相关规定执行。

3. 超支不补

医院的收支预算经财政部门和卫生主管部门核定后，必须按照预算执行，采取措施增收节支。除特殊原因外，对超支部分，财政部门和卫生主管部门不再追加补助。这既是维护预算严肃性的必然要求，也是督促医院加强成本管理、合理控制费用的客观需要。医院应加强收支管理，原则上应以财政部门和卫生主管部门核定的收入和支出计划为准，努力增收节支。对于不合理的超支，财政和主管部门不再追加补助，还应追究相关责任人的责任。同时，增收节支数字要真实，不得弄虚作假，更不应因"超支不补"就压缩工作任务，不能把正常的业务支出压缩下来当作结余，避免因为经费保障不到位影响医疗安全和服务质量。

4. 结余按规定使用

增收节支形成的结余应按国家规定区别使用。具体来说，一是专项补助结余应按规定用途使用；二是执行"超收上缴"的医院应按规定将超收部分上缴财政，用于支持本地区卫生事业发展；三是除有限定用途的结余及超收上缴部分外，结余的其他部分可留归医院，按国家有关规定用于事业发展，不得随意调整用途。

上述预算管理办法符合医院自身特点，有利于政府加强对医院的预算管理，体现了医院的公益性特征。

为体现医院的公益性质，有条件的地方，可要求医院将超收部分上缴财政，由同级财政部门会同主管部门统筹专项用于本地区卫生事业发展和绩效考核奖励。这样做，一是可以拓宽医疗卫生事业发展资金渠道，提高资金使用效益；二是可以督促医院合理控制收支规模，避免趋利倾向，更好地服务于群众健康。医院应当提高服务效率，积极组织收入，控制医药费用，将整体收入和支出控制在合理的范围以内，避免收不抵支或结余过多。

（二）预算管理要求

《医院财务制度》第十条规定：医院要实行全面预算管理，建立健全预算管理制度，包括预算编制、审批、执行、调整、决算、分析和考核等制度。

预算管理要求内涵：全面预算管理要求内容全面、过程完整、主体齐全。主要体现在：一是预算管理内容要全面。明确医院要将全部的收入支出纳入预算管理，并将收支预算落实到医院内部各部门，全面反映整体的收支活动情况，不能仅反映部分收支情况。二是预算管理过程要完整。医院应建立健全预算管理制度，对预算编制、审批、执行、调整、决算、分析和考核实施的全过程进行有效监管，发挥预算管理在医院经济运行中的主导作用。三是预算管理主体要齐全。医院全面预算管理需要医院自身、主管部门以及财政部门共同参与，各负其责，形成管理合力。

（三）预算的内部控制

1. 预算控制的概念

预算控制有广义与狭义之分。广义的预算控制是指通过对预算的编制、审批、执行、调整、分析、考核等环节，实施事前、事中、事后全过程的控制；狭义的预算控制则是指利用预算对经济活动过程进行的控制，也可以称事中控制。

2. 预算控制的目的和意义

预算控制是单位内部财务会计控制的一种主要方法。因此，建立健全医院预算控制制度，保证预算编制程序规范、审批程序合法、预算执行合规、预算调整有据、预算考核与评价奖惩分明，并将全部经济活动纳入预算控制体系，对于加强财务管理、提高社会效益和经济效益，保障投资决策管理的科学性与支出的高效性，促进医疗卫生事业的快速发展，具有十分重大的意义。

3. 预算控制范围

预算控制的范围要涵盖预算的编制、审批、执行、调整、分析、考核等全过程。

医院的预算控制工作是一个复杂的系统工程，是内部控制的一个重要方面，也是医院成本控制的一个重要手段，涉及医院各部门及全部经济活动。

4. 预算控制要点

医院预算控制的要点主要包括预算编制控制、预算审批程序控制、预算执行过程控制、预算调整控制、预算分析与考核评价控制。在每一个控制环节中，都要认真建立健全预算控制制度，落实控制和监督的责任制。

5. 预算控制方法

医院的预算控制，要按照要求，运用不相容职务相互分离、建立健全岗位责任制、授权批准、审计监督、内部报告等控制方法，对预算编制、审批、执行、调整、分析、考核与评价等方法进行控制。

三、编制医院预算的准备工作

《医院财务制度》第十一条规定：医院应按照国家有关预算编制的规定，对以前年度预算执行情况进行全面分析，根据年度事业发展计划以及预算年度收入的增减因素，测算编制收入预算；根据业务活动需要和可能，编制支出预算，包括基本支出预算和项目支出预算。编制收支预算必须坚持以收定支、收支平衡、统筹兼顾、保证重点的原则。不得编制赤字预算。

编制预算是预算管理基础环节。为保证预算编制的科学、合理，必须先做好各项准备工作。

（一）确定预算基础

事业发展计划是编制预算的基础，上年预算执行情况是编制预算的参考。预算编制要坚持量入为出，收支平衡，与事业发展计划相衔接。通过分析，掌握上年财务收支和业务规律及有关资料的变化情况，总结经验，预测预算年度的收支增减趋势，为编制新年度预算奠定基础。

（二）核实基本数字

核实基本数字是提高预算编制质量的前提。要核实在职和离退休职工人数，门急诊人次，床位编制和实有病床数，预算年度政策性增支因素的标准或定额等基本数据，并分析医院财务指标增减变动情况，合理确定财务指标及预计区间，使预算编制建立在可靠的基础上。

（三）正确测算各种因素对医院收支的影响

一是分析测算预算年度内国家有关政策对医院收支的影响，如医疗保险制度改革、实施区域卫生规划、收费项目和收费标准调整对收入的影响，增加工资津补贴对支出的影响等。二是分析事业发展计划对医院收支的要求，如新增病床、新进大型医疗设备和计划进行的大型修缮等对资金的需求和对收入的影响等。三是分析非经常性收支对医院总体收支的影响，医院不得将以前年度偶然发生的、非正常收支作为编制当年预算的依据。

（四）熟悉预算编制要求

医院应准确掌握财政部门和主管部门有关编制医院收支预算的要求，熟悉新的预算科目及其内涵，熟悉预算表格的内在联系。财政部门和主管部门根据国家有关政策和预算管理需要，会相应调整预算编制要求及预算科目、预算表格。医院编制预算，应及时了解和准确掌握相关要求，为编制预算打好基础。

四、预算编制的原则

(一) 收支统管原则

收支统管原则是指医院应将各项收入、支出全部纳入医院预算，实行统一核算，统一管理，不得在单位预算之外另行设立收支项目。

(二) 以收定支原则

以收定支原则是指医院支出应当有可靠的收入来源和规模作保证，医院编制收入预算，安排相应的支出，不得安排无收入来源或超出收入规模的支出。

(三) 收支平衡原则

收支平衡原则指在一定时期内医院预算收入与预算支出之间应实现等量关系，收入和支出相等或略有结余。

(四) 统筹兼顾、保证重点原则

医院承担着基本医疗和部分公共卫生服务职责，在安排支出预算时，既要考虑到各个方面，不能顾此失彼，又要对重点工作予以保障。

五、编制预算的方法

医院应改革传统的"基数加增长"的预算编制方法，采取零基预算法编制年度预算。要在科学测算预算年度内各项工作对医院收支影响程度的基础上，确定每项工作可能给医院提供的收入或需要安排的支出数量，而不是仅仅审核修改上年预算或仅审定新增部分。

(一) 收入预算编制

1. 医疗收入

门诊收入应以计划门诊人次和预计门诊平均收费水平计算，住院收入应以计划病床占用日数和预计平均床日收费水平计算，其他医疗收入应区分不同的服务项目，确定不同的定额，分别计算。

2. 财政补助收入

应根据财政部门核定的基本经费补助定额和项目补助数编列。

3. 科教项目收入

应根据科教项目开展情况及财政部门外的其他部门或单位预计补助情况予以填列。

4. 其他收入

可根据具体收入项目的不同内容和有关业务计划分别采取不同的计算方法，逐项计算后汇总编制。也可以参照以前年度此项收入的实际完成情况，合理测算预算年度影响此项收入的增减因素和影响程度后，预计填列。

(二) 支出预算编制

医院的支出预算包括医疗支出、财政项目补助支出、科教项目支出、管理费用和其他支出。医院支出预算的编制应本着既要保证医疗业务正常运行，又要合理节约的精神，以预算年度事业发展计划、工作任务、人员编制、开支定额和标准、物价因素等为基本依据。

1. 医疗支出

对人员经费支出部分应根据医疗业务科室预算年度平均职工人数，上年末平均工资水平，国家有关调整工资及工资性补贴的政策规定、标准，职工福利费的提取标准、提取额度，计划开支的按规定属于职工福利费范围的增支因素等计算编列；耗用的药品及卫生材料支出可根据预算年度医疗收入相关部分与药品成本及相应加成率等计算编列；计提的固定资产折旧可根据上年末固定资产总额与预算年度增减的固定资产，采用相应的折旧方法计算编列；无形资产摊销可根据相应的无形资产摊销政策，计算预算年度无形资产摊销额编列；提取医疗风险基金可根据本年医疗收入预算乘以相应的提取比例计算编列；其他部分可在上年度实际开支的基础上，根据预算年度业务工作量计划合理计算编列。

2. 财政项目补助支出

按照具体项目预算实事求是地编列。政府举办的医院的基本建设和设备购置等发展建设支出，经国家发展和改革委员会等有关部门批准和专家论证后，建立政府专项补助资金项目库，所需资金由政府根据轻重缓急和承受能力逐年安排。医院重点学科建设项目，由政府安排专项资金予以支持。

3. 科教项目支出

按照科研课题申报的具体项目编列。

4. 管理费用

对医院行政管理部门、后勤部门的人员经费和耗用的材料支出、计提的固定资产折旧、无形资产费用以及其他各类杂项开支，可参照医疗支出相应项目计算编列。其中，医院统一管理的离退休经费，按照预算年度离退休人员数和国家规定的离退休经费开支标准计算编列。

第二节　医院预算执行与监控

一、预算执行和调整

《医院财务制度》第十三条规定：医院要严格执行批复的预算。经批复的预算是控制医院日常业务、经济活动的依据和衡量其合理性的标准，医院要严格执行，并将预算逐级分解，落实到具体的责任单位或责任人。医院在预算执行过程中应定期将执行情况与预算进行对比分析，及时发现偏差、查找原因，采取必要措施，以保证预算整体目标的顺利完成。

（一）预算执行

1. 严格预算执行，强化预算约束

预算执行贯穿于整个预算年度始终，是预算管理的核心和关键环节，具有十

分重要的意义。如果不严格执行预算，编制的预算就没有任何意义，医院收支活动就带有盲目性，就会影响医院的平稳发展。《医院财务制度》规定，在预算执行过程中，医院要严格执行批复的预算，并将预算逐级分解，落实到具体的责任单位或责任人。

2. 建立预算分析制度

医院应定期对预算的执行情况进行分析、检查。检查主要内容为：一是收入是否与预算相符，若实际收入少于预算时，要及时分析原因；二是对实际支出情况进行分析、对比，要注意与上年预算执行情况进行对比，根据支出的实际状况，合理预测全年支出数额。若出现支出大幅度增长或下降等不正常情况时，要及时查找原因，采取有效措施加以控制，确保全年收支平衡。

（二）预算调整

《医院财务制度》第十四条规定：医院应按照规定调整预算。财政部门核定的财政补助等资金预算及其他项目预算执行中一般不予调整。当因客观因素变化较大使事业发展计划有较大调整，或者根据国家有关政策需要增加或者减少支出等，对医院收支影响较大时，医院应当按照规定程序提出调整预算建议，经主管部门（或举办单位）审核后报财政部门按规定程序调整预算。

收入预算调整后，相应调增或调减支出预算。

1. 预算调整的前提

预算是一种事前的计划，经财政部门和主管部门批准的医院预算一般不予调整。但是，在预算执行的过程中，可能会对客观情况预计不足。即使预算编制在当时是科学、合理的，但遇到特殊情况，会使预算与实际需要不符，这样批准的预算就不再平衡，需要在预算执行中对预算进行调整。

预算调整的前提是预算执行过程中，出现了编制年初预算时未预见的特殊情况，如国家实施重大政策措施和国家财政收支情况发生变化，事业计划和收支标准调整，或者发生其他特殊情况，对经财政部门和主管部门批准的收支预算发生较大影响时，医院可按规定程序进行调整。除此之外，一般不予调整。

2. 预算调整方案的编报

预算调整方案由医院编制，经主管部门审核后，报送同级财政部门核准。但需注意的是，调整后的预算仍要保持收支平衡。

二、预算差异的纠偏措施

（一）改变传统预算的观念，加强成本控制的意识

医院的持续发展与成本控制有着密切的关系，而其需要医院全员参与。医院的财务管理以及成本控制是一种较为复杂的工作，其是一个有效的整体，并非由财务机构进行独立的管理以及运算，因此需要医院的整体运作，因而加强医院所有人员的成本控制意识，才能有效地实现成本控制。医院还可以通过宣传的模式，强化全院人员的成本控制的意识以及实行成本控制的重要性、必要性，这样可以有效提高医疗工作者对医疗资源的利用率。当然，也可以通过对相关的人员实行定期或者不定期的成本控制工作的培训，以此让相关人员进一步了解成本控制的科学方法；并面向全体医疗人员传输成本控制的相关理论知识以及手段，从而使其有效应用到实际工作中；还可以构建关于成本控制的相应规章制度，以此约束医疗人员的行为，如通过实行激励制度，即明确奖惩机制，对于成本控制好的部门进行相应的奖励，反之对于成本浪费较大的部门进行责任追究，并对其进行相应的惩罚，以此有效约束医疗工作人员的行为。

（二）建立健全相应的预算监督机制

随着医疗行业的深入改革以及规模的不断扩大，其格局也更为庞大和复杂，其成本控制的难度也随之增大。因此，建立健全的预算监督机制非常重要，也只有这样才能构建完整以及科学的组织体系，更好地服务于成本控制中，而一个健全的监督机制，包括事前、事中以及事后的监督，即是成本的预算、计划、控制、考核以及核算等多方面监督，其首先要将各部门职责细化，出于医院是一个庞大的体系，只有将相关职责细化，将任务逐个科学、合理地分配，并将责任落实到相关的人员上，使全体人员有效地参与到成本控制中，从而促使医院的经营

活动有序、健康地运行；其次是简化各个环节的流程，在管理工作，过于繁杂的工作流程，会大幅度的降低工作效率以及会使各部门的职责相对混乱，这样也不利于医院健康的发展，因此要相应的简化工作的流程，并构建医院专门的成本控制以及宠物管理机构，从而使医院各部门可以直接获得相应的成本控制的信息，减少中间环节，从而其工作的效率也会得到相应的提高；最后强化成本控制的监督力度，医院部门应建立相应的监督机制，对其固定资产进行有效的监控，并对医院进出账进行长期的监控以管理，从而以此提高医院资金的利用率，使医院经济实现最大化收益。如药品的采购，可以通过招标的方式，即坚持物资采购实现计划管理、招标以及比质比价定点采购的原则，这样可以有效对整个药品采购过程进行监督，以此严格控制采购的成本。

（三）优化成本核算手段，完善相应的核算标准

医院在成本控制方面面临着挑战，主要原因是缺乏有效的成本核算方法和工具。这导致医院难以准确掌握成本情况，进而影响到成本控制的效果。因此，医院迫切需要根据自身实际的需要对成本核算进行相应的改进，建立健全成本核算标准。首先要对预算实行科学合理的预算，即在进行预算时，应根据实际的需要以及状况，做出科学、合理的调整及分配，并针对变动的成本进行详细的分析，将其变动的原因查找，从而有效降低价值不高或者是不具备价值的支出；其次是针对成本核算的各项支出，应当做到具体、公开、详细，预算也应当透明化，这样才可以有效避免因不明确预算而引起的不必要损失，从而减少成本使用过程中产生的问题，从而提高成本的利用率。如对工人的成本控制，应建立工作人员长期考评机制，以此增加其工作效率，从而可以有效地降低因用工不规范而引起的风险成本，同时可以采用科室工作目标考评以及效益工作分配的方式对其进行控制，以此提高资金运行以及工作的效率。总而言之，只有不断地加强医院的预算以及成本控制，才能将医疗成本全面地降低，减少资金浪费的现象，从而使资金得到最大化的利用，保证我国医疗服务事业得到持续的发展。

（四）医院财务信息化建设

1. 医院财务信息化建设的意义与基础

财务管理是医院管理的重要组成部分，以收支管理、预算管理、会计核算、成本控制为主要内容，对于医院运营秩序性的提高具有重要作用。

（1）医院财务信息化建设的意义

医院财务信息化建设对医院本身、患者以及国家医疗整体水平的提高都具有重要意义。医院财务信息化建设，是当前信息技术不断发展的环境下，社会对医院提出的新要求。为跟紧时代步伐，医院必须将信息化技术应用到财务工作中，使业务信息与会计信息更好地进行交互，以提高工作效率。随着各大医院财务信息化水平的不断提高，我国医疗领域的整体发展状况也必将得到改善。

（2）医院财务信息化建设的基础

①医院信息中心开发的 HIS 系统

医院信息系统（HIS 系统）由医院信息中心开发，目前已经被应用到了医院当中。HIS 系统能够实现对医院财务管理的管理，其功能包括门诊收费以及住院结算等，该系统的应用使医院财务管理的信息化水平得到了突破性的提高。为确保该系统财务管理功能的实现，需要以信息采集为基础，其中门急诊和住院信息就是十分重要的信息之一。总之，该系统的建立，为医院财务信息化建设奠定了坚实的基础。

②现代医院管理要求

根据现代医院管理要求，应从多角度出发，全面提高医院管理信息化水平和管理效率。以财务管理为例，应改变以人工核算与管理为主的方法，将信息化技术应用其中，全面落实医院财务信息化建设，提高建设效果与工作效率，使医院管理的现代化特点得到体现，为医院的长远发展带来更大的支持。

2. 医院财务信息化建设的基础内容

（1）医院信息中心的 HIS 系统业务数据支撑

HIS 系统通常也被称作医院信息系统，主要由医院信息中心维护医院所有业务数据信息中心，当下已经广泛地应用于医院当中。HIS 系统不仅能够落实医院各种数据资源的管理，同时也能够帮助财务管理部门加强财务管理。主要功能涵盖门诊收费、住院结算等，该系统的推广使得医院财务管理信息有了突破性进展。但是 HIS 系统十分依赖数据的收集，因此财务信息收集就显得尤为重要。

（2）医院信息化管理进入快速发展阶段

随着互联网+医院的信息时代来临，医院的信息化建设驶入快车道，医院管理方式发生了巨大的变化，医院管理逐步实现了数据信息化，如医院物流系统信息化、办公 OA 系统、人力资源系统、科教系统，财务系统等。医院信息化触角延伸到每一个经济业务环节，医院内部的大数据建设已经来临。

（3）现代医院管理和财务管理的要求

结合目前我国医疗卫生体系中对现代医院的管理要求，需要从多维度出发，从整体上提升医院管理信息化水平与管理效率。而从财务角度出发对于医院整体实力的提升有着十分重要的影响，通过改变传统低效率的财务管理方式，将信息化技术应用到医院管理当中，推动医院现代化管理进程。同时，医院财务管理从过去的核算会计转变为现在的管理会计，管理会计需要大数据支持的财务数据分析。

3. 医院财务信息化建设存在的主要问题

（1）医院财务信息化建设缺乏宏观规划

目前十分常见的情况就是在医院财务信息化建设当中只是单独将其作为项目，并没有结合医院整体的信息化建设体系。在时效性要求上的考虑也是有所欠缺，缺乏科学合理、思路清晰的系统性计划策略，更多是对传统的财务方式进行集成的信息化管理，但是在计划、控制、决策、考核、分析以及预测等工作上无法做到信息化统一协调组织，也无法发挥出财务信息系统的协同作用。

（2）医院财务信息数据标准尚未统一

财务数据的不统一不利于财务信息的收集与整理，从而造成整个财务信息系统信息流通的不高效、信息编码混乱，最终造成信息资源在共享上极不充分，十分不利于财务信息系统对于数据的分析、调用，尤其是整个财务数据的运用效率大大降低，而且业务信息在传递、共享上也存在阻碍，无法将其进行集中控制；同时各种财务业务操作流程繁冗复杂，管理混乱，给财务管理带来极大难度；而且数据结构无法合理构建，对于信息共享造成阻碍，财务信息系统整体效率受到制约。

（3）医院财务管理系统内部缺乏匹配的功能与层级

财务管理信息化从某种上来说就是在会计电算化基础上进行深化，财务处理的内在逻辑与范式同样是沿用传统的会计操作，但是传统的财务部门同医院其他部门存在一定程度的"壁障"，仍然存在"信息孤岛"的现象，尤其是财务部门同其他业务部门都缺乏主动进行信息交流的平台。管理会计层面上缺乏基于医院整体层面的预算决策功能设置，对于资金流向与运营状态无法进行紧密的结合，从而在监督、跟踪上都需要花费双重的成本，加大医院运营成本，致使财务风险管理模式运转并不是特别好。

（4）医院财务管理系统缺乏与其他系统的兼容性

医院财务管理系统是包括医院门诊系统、住院系统、药品管理系统以及日常办公系统等多个子系统在内的医院综合信息管理系统中的一个组成部分，而且因为医院各个功能子系统在当下信息化建设环节多数都是自主独立构建，都是结合当时的硬件系统所构建的管理平台与数据库，而且由于各个系统的开发商、运营商的不同，在统计口径与信息形式上都有不同的表达方式，因此财务信息管理系统在构建时同其他系统兼容性上的考虑就有所欠缺，致使财务信息系统与其他系统在数据交换、对接上存在障碍，直接影响医院整个信息化建设的进程，极大增加医院信息化建设中的各项成本费用。

（5）复合型专业人才的缺乏

传统的财务工作人员只需要具备财务专业知识就完全能够胜任医院财务部门的工作，但是随着财务信息化建设进程的不断深入，传统的财务工作人员已经无法满足医院财务信息化建设的需要，只有既具备财务专业知识，同时又对信息技术有着深入了解的复合型人才才能够满足医院财务信息管理的需要。但是由于医院编制十分严格，对于财务工作人员的替换并不像企业那么轻松，同时对原有的财务工作人员缺乏培训，造成整个医院目前财务管理信息化人才的缺乏，不利于财务信息化平台的建设。

4．医院财务信息化建设的优化对策

（1）宏观规划医院财务信息化建设体系

在进行医院财务信息化建设前要进行系统性的总体框架构建，主要就是系统性构建准则，要从医院整体发展战略目标出发进行，必须在该系统设计之初就进行原则性规范。首先，系统宏观上的整合性，就是必须充分运用技术手段，从医院管理宏观出发，针对医院财务管理相关工作进行明确规范，避免重复操作，造成资源浪费的情况；其次，就是流程上的集约性，财务信息管理系统一定要构建在医院传统业务基础上，确保能够将两者进行联系，从而为医院财务提供更丰富的财务数据。

（2）制定财务数据信息标准

财务数据标准是医院财务数据信息收集、整理、分析以及呈报的重要基础，因此制订财务数据信息标准是十分有必要的。首先，是在数据收集上，要尽可能地覆盖所有财务环节的数据，主要就是门诊收费、器材药物费用、消耗费用、人力资源费用、成本费用等，要将各部门数据呈报标准进行统一，避免各部门所呈送的数据各式各样；其次，就是在某些数据进行转换时一定要依照统一的转换标准，主要就是对于某些非财务数据的转换，要将其转换为与财务相关的数据，便于医院财务信息管理系统进行统一分析。

（3）强化信息共享

要想解决医院信息孤岛问题就必须从信息共享角度出发。当下金蝶、用友财务软件系统已经是多数医院使用的，但是这只是初步的财务信息系统，对于财务共享只是一个基础。同时医院还应用物资系统，因此必须要将两者进行结合，落实金蝶、用友等财务软件与物资系统的对接，从而解决相关信息孤岛的问题。

（4）增强医院各部门的统一性

医院是整体性，其更多的是依赖于各部门的协调合作，同样在信息化系统的建设上也需要各部门的子系统进行通力合作。因此，医院在进行财务信息化建设时，要注重与其他系统的协调合作，提升各部门对构建信息系统的重视程度。与此同时，要将各部门的核算口径进行标准化，该项措施主要也是为了将财务数据信息进行标准化。

（5）注重复合型人才培养

首先，对医院原有财务工作人员进行信息化技术的培训，主要就是对各种系统进行熟悉，必须保证符合财务信息操作的合规性，才能够提升整体财务信息化建设效率；其次，与高校进行人才培养合作，尤其是财务管理专业的学生要加强对信息技术的学习，从而定向培养签订合作协议，为医院提供更加专业、系统化的复合型人才。这样医院在财务信息化建设上就具有可用的人力资源，最终快速落实财务信息化建设。

5. 大数据下医院财务信息化建设

医院能否正常运行直接受到财务工作是否有效的影响，不仅如此，财务工作是否有效在一定程度上还会影响到医院的综合竞争力，因此，大数据下医院财务信息化建设的重要性越加显著，医院应建立在大数据下对于医院财务信息化建设的要求基础上，加强医院财务信息化建设力度，这种情况下不仅能够促进医院更好发展，对于医院健康有序运行也有着至关重要的现实意义，因此这已经成为如今时代下医院财务信息化建设所面临的一项重要问题。

（1）大数据对于医院财务信息化建设的影响

我国重要的公民基础服务领域之一就是医疗行业，随着人们经济水平以及生活水平的进一步提高，人们对于健康的要求也在不断提升，这种情况下就使得医院服务量大幅度增加，这也就意味着医院的就诊费用以及医药费用信息数据量大幅度增加，而这些信息数据的大幅度增加对于医院财务信息管理提出了更高的要求，因此，在大数据时代背景下，医院应重视应用以及加强医院财务信息化建设，进而促使财务信息管理工作效率以及工作质量有效提升，满足大数据下对于医院财务信息管理要求。其次，在大数据下，能够加强对医疗信息海量数据的收集以及挖掘，这种情况下就能够更加清楚地发现背后隐藏的内源性问题以及本质性问题，进而为大数据下医院财务信息化建设奠定大量数据基础，同时明确改革方向。

另外，针对大数据下医院财务信息化建设的影响来说，将数据信息收集渠道有效拓展，进而使得医院能够收集到更加广泛的医疗领域信息数据等各种各样信息，在此基础上采取科学有效的分析手段或者分析技术可以将医院财务信息管理数据深入分析，总结分类，交叉对比，进而通过研究能够发现医院财务信息化发展以及运行之间存在更深层次的规律，使得医院能够及时掌握财务管理信息化建设发展趋势以及经济的宏观走向，使得医院财务信息化建设充分发挥作用价值。

（2）大数据下医院财务信息化建设策略建议

①加强对医院财务信息化建设的重视

随着大数据时代的来临，医院财务信息数据大幅度增加，因此，在开展财务管理工作过程中需要加强医院财务信息化建设力度，符合时代变化要求，同时使得财务管理工作人员能够及时针对医院相关财务信息进行分析探究，进而有助于整理出能够将医院整体经济效益完整呈现的财务报表，促使医院财务管理能力有效提升，故而在大数据下加强医院财务信息化建设对于医院财务管理来说十分重要。

针对大数据下医院财务管理信息化建设来说，不仅体现在相关信息化设备的投入以及购买财务软件，这是一个投入的过程，并且是一个长期投入过程，因此，在大数据下开展财务信息化建设其主要以及最为重要的就是加强医院领导对于财务信息化建设的重视程度，促使领导层不重视财务信息化建设思想发生转变，使得医院领导层能够树立正确的财务信息化建设理念，这种情况下就能够实现逐渐加强财务信息化建设投入，同时及时更新以及维护财务信息化建设系统，为实现大数据下财务信息化建设打下良好基础。不仅如此，医院相关领导人员也应重视制定一系列与财务信息化建设相关措施，进而确保在大数据下财务信息化建设能够顺利进行。另外，当医院领导层重视财务信息化建设并且制定一系列措施时，能够使得相关财务管理工作人员重视财务信息化建设，这种情况下能够为更好实施财务信息管理奠定结实基础。

②加强综合型人才培训工作

在大数据时代背景下医院开展财务信息化建设时，信息等方面的专业综合性人才必不可少，这是医院财务信息化建设的关键因素，因此，大数据下医院信息化建设过程中，医院一定要重视做好复合型人才培训工作，进而促使相关财务管理工作人员的综合素质逐渐提升，与此同时还能够更新相关财务管理工作人员顺应时代发展的管理理念以及专业财务知识，并且在开展培训的过程中还应将与信息化建设方面相关的内容融入其中，进而保证相关接受培训工作人员能够具备一定现代化信息技术能力，进而为大数据下医院进行信息化建设奠定综合性人才基础，确保信息化建设能够顺利进行。

另外，在针对相关财务管理工作人员开展培训教育的过程中，不仅要重视培养其业务专业知识以及信息化技术能力，还应重视提高相关财务管理工作人员职业道德，因为财务管理工作在一定程度上直接影响到医院顺利运行以及健康发展，所以在大数据下财务信息化建设过程中，相关财务管理工作人员必须具有较强的责任意识以及职业道德，只有这样财务管理工作人员才能够在开展工作的过程中具有严谨、负责以及务实等良好工作作风，进而保证在今后的财务管理工作过程中能够运用正确的价值观开展工作，使得医院健康顺利运行。

③改进以及优化医院财务管理流程

在大数据背景下，医院开展财务信息管理工作的过程中应在财务信息化建设基础上改进以及优化医院财务管理流程，从根本上为大数据下医院财务信息化建设营造良好空间以及环境。基于此，医院财务管理工作人员应积极主动改进以及优化财务管理工作流程，提出一套合理以及适合大数据下医院财务信息化建设财务管理工作流程以及工作方案，并将医院相关财务管理工作全部融入其中，将以往财务结算方式彻底改进，进而为大数据的应用提供有利条件。众所周知，大数据技术具有非常良好的数据分析优势，在运用的过程中能够为医院财务信息化建设提供良好科学技术支持。建立在医院医疗服务基础上分析，财务管理工作人员可以运用大数据技术针对医疗服务中的数据信息进行分析，进而促使医疗信息完整性以及整体性有效提升，为评估医院医疗服务质量奠定良好数据基础，使得医疗服务透明性增强。

④完善医院财务信息化工作制度

在大数据背景下，挖掘收集医疗财务信息数据是一项有序、动态并且持续性的工作内容，那么这就意味着医院一定要做好顶层设计，将医院财务信息化工作制度完善，进而建立优秀良好的运行机制，使得各个工作环节都能够有序、正规，有效整合资源。

其一，数据信息标准化制度。将业务数据信息统一规范，并将元数据定义，将信息孤岛消除。在此过程中医院应做到将财务数据信息规范化数据持续动态更新，并建立各个阶层医疗信息网络系统，将各个阶层医疗信息网络系统实现互相连接、信息互通以及资源共享。

其二，数据收集制度。简单来说共享数据信息资源更加容易实现，并且越多人员运用其价值就越来越高，因此，医院应该在原有数据的基础上加强对数据的收集力度，并且将数据信息收集范围加以明确，将数据衔接机制完善，优化改进数据信息收集方式以及手段。

其三，数据信息分析应用制度。在大数据时代背景下，医院应具备更高的战略目光，创造性运用新技术，充分发挥数据的作用价值，促使财务信息化建设水平有效提高。另外，医院应将日常财务工作充分结合，将以往开发和维护信息系统转变为常态化，进而实现从以往单一记录信息以及存储信息工作转变为利用信息服务医院的管理以及决策，进一步使得财务信息共享得以实现。

总而言之，大数据为医疗行业带来的不仅仅是巨大的冲击，同时也是更大的机遇，在现如今智能化时代背景下，医疗行业作为公民基础服务领域之一，是关系到民生大计的重要产业，因此医院应顺应时代的发展需求，以财务信息化建设为重要目标，进而提高医院综合竞争力，充分发挥医院优势，有效提高医院服务水平以及服务质量，使得医院能够获得更好的可持续性发展。

三、预算的监控

(一) 科学精细的预算编制是确保预算执行动态监控管理的前提条件

医院应严格按照定额管理要求编制支出预算，特别是提高项目支出预算编制的精细化水平，为预算执行实施有效监控提供便利条件。具体而言，涵盖如下七项内容。

1. 清晰的预算目标

医院战略目标要具体化、系统化和定量化，通过预算目标分解，引导实现各部门科室对医院目标的支持。清晰的预算目标是精细化预算编制的指路灯。

2. 完善的制度保障

预算和医院管理的每个环节都息息相关，完善的管理制度是精细化预算编制的保障。

3. 优化的流程设置

冗余的流程在一定程度是医院管理工作的"负担"，高效优化的流程是提高运营管理效率的保障，而提高效率，可助力精细化预算编制。

4. 科学的编制方法

在实际的编制过程中，根据业务类型设置不同的预算编制方法，如零基预算、增量预算等，使预算编制有所依据、有所参考，是精细化预算编制的保证。

5. 明确的组织架构

建立预算管理权责体系，设置全面预算管理委员、全面预算管理办公室、归口管理部门、预算部门的组织架构，对各部门的职责划分进行明确，各司其职，才能使预算工作的开展井然有序。

6. 清晰的归口管理

对不同的业务事项设置对应的预算归口管理部门，全员根据预算项目库、业务科室按照项目上报部门预算，归口管理部门归口二级预算，汇总成为全院整体预算。

7. 准确的历史数据参考

准确的历史预算执行数据，可以对医院的业务事项有系统、清晰、直观的了解，是精细化预算编制的重要参考。

（二）系统的互通互联是确保预算执行动态监控管理的必要手段

要实现预算执行的动态监控，信息系统是技术支撑。通过全面预算管理信息化系统建设，统一体系和规范标准，使得各科室及部门能够在系统中进行预算编制、审批、执行、调整、分析等。其不仅可以对预算执行数据进行分析，为预算控制、评价、考核提供科学依据，也可以对第二年的预算编制提供重要的数据引用参考。具体而言，信息化管理需要大量的数据集成与分析研究，以预算为起点，将全面预算管理系统与智能报销系统、合同管理系统、业务管理系统、财务核算系统、协同办公管理系统等集成衔接，实现系统数据的互通互联，发挥信息化系统标准化、规范化的优势。

1. 智能报销系统

预算实行项目库管理，对各个科室部门的预算均建立了事项和项目库。在日常报销过程中，各个科室和部门在智能报销系统中进行报销信息填写，选择到预算申报对应的预算事项和项目，智能报销系统数据和全面预算管理系统数据进行连接传输，由系统自动进行预算扣减，从而实现资金实时监控。同时，通过数据的连接，实现支出内容控制，可判断支出相关业务事项是否列入预算内容，防范无预算支出现象；实现支出金额控制，可判断业务活动支出金额是否超出了预算金额，防范超预算支出现象。

2. 合同管理系统

合同管理系统进行支付进度控制，对涉及收付款的合同，在预算执行中判断支出进度和业务事项实施进度是否符合预期进度，根据合同类型、支出比例、支出金额、支出部门等进行控制。管控付款节点，防止合同金额超支。此外，合同管理系统预制各项合同计划结算时间，系统可自动对所有即将到期的合同进行事前预警提示，帮助医院做好业务分析决策和财务规划。

3. 业务管理系统

业务管理系统指在医院运营管理中，发生业务活动时需要使用的信息系统，包括资产管理系统、科研管理系统、物资管理系统、基建管理系统、采购管理系统等。在发生业务活动及事项时，相应的业务活动数据信息通过系统传输和预算系统关联，在系统中对发生事项的"额"和"量"进行相应的记录和控制。

第三节　财务预算评价

一、经营效率评价

（一）经营效率评价概述

经营效率是指企业各项经济资源通过配置组合与相互作用而生成的推动企业运行的物质能量。它表现为企业占用或消耗的经济资源与其提供的产品数量的对比关系。在经济资源一定时，所提供的产品越多，或所提供的产品一定时，所需的经济资源越少，则企业的经营效率越高。在财务上，它是通过企业生产经营资金周转速度的有关指标反映出来的企业的经营效率，体现企业的经营管理水平。而企业的资金总是寓于相应的资产中，所以经营效率的评价，又可以称为企业资产管理能力的分析。资产管理，可以从考察它们营运的效率和效益方面进行分析。资产营运的效率主要指资产的周转率或者周转速度；而企业资产营运的效益则是指企业生产的产出额与资产占用额之间的比率。通过对企业资产营运的效率和效益指标的计算和分析，评价企业经营管理资产的水平，为企业后续提高经济效益指明方向。

一个企业，如果它的管理者水平较高，则可以运用手中有限的资产，产出较多的成果，而企业的资金也会在经过货币资金、存货资金、生产资金、成品资金的循环之后达到增值，从而使得企业不断膨胀，价值不断增长。由于企业价值增长的过程即是企业运用有限的资产产生出更多的资产，因而资产的营运效率对于一个企业至关重要。那么，如何评价企业经营管理资产的水平？这里的关键因素是必须设计出最能反映资产经营效率的评价指标，通过这些指标的计算和分析，能够比较客观地反映一个企业的资产营运水平以及为管理者以后管理资产提供建议。

企业资产经营效率的评价，或者说企业资产管理水平的分析主要包括以下几个方面。

1. 短期资产营运效率的分析

短期资产是企业一种很重要的资产形式，它是企业开展正常的生产经营活动的保障，也是企业短期偿债能力的最重要体现。一般来讲，短期资产主要由存货、应收账款、货币资金等组成。反映企业短期资产营运效率的财务指标主要有存货周转率、应收账款周转率、营业周期、流动资产周转率。

2. 长期资产营运效率的分析

长期资产相对来说是一个企业总资产中最重要的组成部分，它是企业盈利能力的重要体现，是一个企业生存、发展、获利的最重要的保障。经营好企业的长期资产，对于提升企业自身的竞争力至关重要。那么，如何分析一个企业长期资产营运效率？一般来说，反映长期资产经营效率的财务比率主要包括固定资产周转率、固定资产更新率以及无形资产利用效率。

（二）经营效率评价指标

1. 存货营运效率分析

一般来讲，在企业流动资产中，存货所占的比重最大。所以，存货的周转速度对于企业流动资产的周转率影响极大。它的流动性直接影响企业的流动比率，因此要特别注重分析一个企业的存货。

（1）存货周转率

存货周转率，又称存货利用率。它是衡量和评价企业购入存货、投入生产、销售收回等各环节管理状况的综合性指标，一般是销售成本与平均存货的比值，也可以称为存货的周转次数。用时间表示的存货周转率就是存货周转天数。其计算公式为：

$$存货周转率 = 销售成本/平均存货$$

$$平均存货 = （期初存货余额 + 期末存货余额）/2$$

$$存货周转天数 = 360/存货周转率$$

公式中的销售成本可以从损益表中得知，而期初和期末存货余额可以根据资产负债表得出。在运用以上公式时，需注意：如果某个公司生产经营活动具有很强的季节性，则在年度内，各季度的销售成本与存货都会有较大的变动幅度。因此，平均存货应该按照季度或者月份来计算，然后再计算全年的平均存货。

（2）存货周转率的意义

存货周转率说明在一定时期内企业存货周转的次数，可以用来测试企业存货的变现速度，反映企业销售能力。一般来讲，存货周转速度越快，存货的周转水平就越高，流动性就越强，企业的营运资金占用在存货上就会越少，这样公司在同行业中就能保持优势。然而，存货周转率过高，也可能隐含着企业在管理方面存在的一些问题。例如存货水平太低，甚至经常缺货，或者采购次数过于频繁，没有达到经济订货批量，等等。所以企业应该和同行业中其他企业进行比较，分析和它们的共同点以及不同点，同时考虑自身的特点之后，保持一个比较合适的存货周转率。但是企业在和同行业企业进行比较时，应该注意：如果企业与企业之间对于存货计价所采取的会计政策不同，则它们之间的可比性就比较差。

存货周转率能够比较综合地反映出企业存货的管理水平，同时它也会影响企业短期偿债能力。作为企业管理者和报表分析者，除了要分析批量因素、季节性生产的变化等情况对于存货的影响外，还应该对于存货的构成进行细分。例如在工业企业中，可以分析原材料、在产品、产成品等各自在存货中的比重，从而从不同的角度和环节上找出存货管理中的问题，使得存货在保证企业生产连续性的同时，尽可能少占用经营资金，提高企业资金利用的效率，在保障企业偿债能力的同时，提高企业管理水平。

在分析存货周转率时，应注意应付账款、存货和应收账款之间的联动关系。一般来说，销售增加会拉动应收账款、存货和应付账款增加，不会引起周转率的明显变化。但当企业接受一个大的订单后，先要增加采购，然后推动存货和应付账款增加，最后才会引起销售收入上升。在这种情况下，销售没有使以前的存货周转速度减慢不是坏的现象；反之，预见到销售萎缩时，会减少采购，引起存货周转速度加快，这反而不是一件好事情。

必须注意的是存货周转率的分子一般使用销售成本，但在具体分析时，应视分析目的不同而有所不同，在分析流动性时，为说明存货的质量，可使用销售收入净额，在分解总资产周转率时，为系统分析影响因素，并能与其他指标分析口径保持一致，分子也应该使用销售收入净额。只有在评估存货经营效率和使用业绩时，一般才使用销售成本。

2. 应收账款营运效率分析

（1）应收账款周转率

应收账款和存货一样，在流动资产中占据举足轻重的地位。企业及时收回应收账款，不仅可以减少坏账损失，还可以增强短期偿债能力。

反映应收账款周转速度的指标是应收账款周转率，也就是一个会计年度内企业应收账款转为现金的平均次数。它是企业一定时期赊销收入净额与应收账款平均余额的比率。其计算公式如下：

应收账款周转率＝赊销收入净额/应收账款平均余额

由于企业的财务报表不提供年赊销商品额的数据，所以在财务分析中我们一般用企业销售收入来替代。而销售收入数据可以从损益表中得到。应收账款是指扣除坏账准备后的应收账款，也包括应收票据在内，它等于资产负债表中期初应收账款（应收票据）与期末应收账款（应收票据）的平均余额。

在现实经济生活中，用应收账款周转天数来反映企业应收账款管理水平比较常见。其计算公式如下：

应收账款周转天数＝360/应收账款周转率

应收账款周转天数从本质上说就是销货方给予购买方的优惠条件，即允许顾客延期付款的天数，主要是为了吸引顾客，扩大销售。因此，应收账款周转天数是否合理应结合企业事先制定的信用政策来确定。

影响应收账款周转率正确性的因素有：季节性经营的企业使用这个指标时不能反映实际情况；大量使用分期收款结算方式或大量使用现金结算方式；年末销售大量增加或减少等。这些因素都会对该指标的计算结果产生较大的影响。

随着市场经济的发展，商业信用也得到越来越广泛的应用。越来越多的企业在销售时采用了赊销这一政策，因而应收账款也成为企业流动资产的重要组成。一般而言，应收账款周转率越高，平均应收账款回收期就越短，说明企业催收账款的速度越快，这样可以减少坏账损失，使得企业资产的流动性得到增强，短期偿债能力提高，在一定程度上可以弥补企业流动比率低的不利因素。相反，如果一个企业应收账款周转率过低，则企业的营运资金会过多地呆滞在应收账款上，影响企业正常的资金周转，更严重的会导致企业资金链的断裂。作为企业管理者，对该指标进行分析计算，可以为应收账款管理提供指导，为企业制定信用政策提供重要依据；作为财务报表的使用者，可以将计算出来的该指标与企业前期、行业平均水平以及同行业类似企业进行对比，从而对企业应收账款营运能力做出比较客观的判断。

在分析应收账款周转率时，也应当注意应收账款与销售额、现金项目之间的联动关系。应收账款的起点是销售，终点是现金，正常的情况是销售增加引起应收账款增加，随后是现金和现金流量增加，而如果出现应收账款增加，但销售和现金却减少的状况，则可能是销售出了问题，促使企业放宽信用政策，因此对于应收账款周转率的分析也不是简单地分析其周转速度的问题，而应该与其他问题联系在一起进行分析。

（2）应收账款周转率的意义

在分析企业应收账款周转速度时，需要具体问题具体分析。由于影响应收账款回收期的因素较多，需分别对待和处理。①企业规模和经营特点。一般来讲，企业规模越大，它在行业中的地位就越重要，此时由于具有很强的优势，对于一般客户，它不会给予很宽松的信用政策。②客户特点。对于企业的长期客户、大客户以及信用好的客户，企业会给予比较诱人的信用政策，而对于一般客户，就不会享有如此诱人的政策。③行业产品。企业所处行业不同，生产的产品不同，也会造成账款回收期的差异。例如日用消费品的货款回收期就要比大型机器设备的货款回收期来得短。④资金利率情况。如果企业借款利率较高，它就会执行较紧的信用政策；同理，如果企业资金机会成本较高，也会趋向于缩短货款回收期。由于企业应收账款具有如下特点：即便账款收不回，它仍然会在账面上使企业呈现盈利现象，然而企业却还要为其支付增加的占用成本。这就会造成企业经营状况仍然良好的假象，所以企业应该尽量加快账款回收，制定好相应的收账政策。

3. 营业周期与现金周期

营业周期是指企业从取得存货开始到销售存货并收回货款为止这段时间，因而影响营业周期的就是企业存货周转期和应收账款的回收期。它是一个衡量企业短期资产营运能力的比较综合的财务指标。存货和应收账款都是单一的衡量企业短期资产营运能力的指标，但是营业周期不同，它能够综合存货和应收账款两方面要素，任何一方都会对它造成影响，同时我们也能够发现短期资产中存货和应收账款各自对于营业周期的影响程度，哪方面问题更大等等。其计算公式为：

营业周期＝存货周转天数+应收账款周转天数

在考察企业营业周期时，可以将上述数据与同行业进行对比，如果低于行业平均水平，再进一步分析问题是在存货方面还是在应收账款方面，便于以后改进。一般情况下，营业周期越短，说明资金周转速度越快，企业占用资金就越少；营业周期越长，说明资金周转速度越慢，企业占用资金就越多。

如果公司不使用商业信用赊购，营业周期就等价于现金周期，但在使用商业信用赊购的情况下，则

现金周期＝营业周期−应付账款周转天数

＝存货周转天数+应收账款周转天数−应付账款周转天数

现金周期其实揭示了存货、应收账款与应付账款之间的内在关系。周期越短，说明公司的经营效率越高，现金管理的能力越强；周期越长，说明公司越容易出现现金短缺的局面，经营效率也越低。需要指出的是，不同行业的不同企业间现金周期的差异较大，必须具体情况具体分析。

4. 流动资产周转率

流动资产周转率是企业销售收入与全部流动资产平均余额的比值，它反映了企业全部流动资产的利用效率。其计算公式为：

流动资产周转率＝销售收入/流动资产平均余额

流动资产平均余额＝（期初存货余额+期末存货余额）/2

上式表明：增加销售收入、降低流动资产资金占用是提高流动资产周转速度的有效途径。提高销售收入，就要在提高产品质量和功能的同时提高产品售价，扩大市场销售数量；降低流动资产占用，就要加速组成流动资产的各项周转，降

低存货、应收账款等的资金占用。

流动资产周转率指标可以揭示以下问题：

第一，流动资产实现销售的能力，即流动资产周转率越高，则实现的销售收入越多。因为：

$$销售收入=流动资产周转率×流动资产平均占用额$$

$$流动资产利润率=销售利润率×流动资产周转率$$

第二，反映流动资产投资的节约与浪费情况。因为：

$$流动资产节约或浪费额=分析期销售额×（分析期流动资产实际占用率-$$

$$基期流动资产实际或分析期流动资产计划占用率）$$

$$流动资产占用率=1/流动资产周转率$$

其中正值表示浪费，负值表示节约。

流动资产周转率是衡量企业流动资产营运能力的一个综合性指标。流动资产周转速度快，就可以节约流动资金，等于相应扩大企业资金投入，提高企业盈利能力。而资金的节约又可以分为绝对节约和相对节约两种情况。流动资金绝对节约是指企业由于流动资产周转加快，因而可以从周转资金中拿出一部分支付给企业所有者或者债权人。资金的相对节约是指由于企业加快流动资产周转，等于在企业所有者没有新投入资金的情况下，扩大了企业的生产规模。由于流动资产周转率是个比较综合性的指标，因而在企业生产经营中任何一个环节上的工作得到改善，都会反映到周转天数的缩短上，因而它的应用相对比较普遍。

（三）资产结构分析

资产负债表反映企业在某一特定时点的财务状况。更具体地说，资产负债表的左边资产方，反映企业实际控制的经济资源的数量及其结构，即企业的资产结构；而企业的资产结构揭示企业的经营能力能否被充分利用，因为只有当各类资产合理搭配时，才可能实现其最佳效用。

1. 资产的结构分析

（1）资产结构的定义及分类

由于总资产周转率=某资产周转率×该资产占总资产的结构，说明总资产周转速度的快慢一方面取决于资产自身的运用效率，另一方面与资产的结构相关，因此在进行效率性分析时，应进一步分析资产结构变化对营运能力的影响。

所谓资产结构，是指各类资产之间的比例关系，与资产的分类结构相适应，资产结构的种类也可以分为资产变现速度及价值转移结构、资产占用形态结构与资产占用期限结构。

所谓资产变现速度及价值转移结构，是指总资产中流动资产和非流动资产各自所占的比重及比例关系，其中非流动资产包括固定资产、无形资产、对外长期投资等。该结构反映了企业经营能力的大小及风险的大小。资产占用形态结构是指企业总资产中有形资产与无形资产各自所占的比重及比例关系，该结构不仅揭示了不同资产的实物存在性质，也能反映企业经营能力、收益能力及风险的大小。资产占用期限结构是指企业总资产中长短期资产各自所占的比重及比例关系，该结构不仅说明了资产流动性的强弱或周转速度的快慢，对资产价值的实现及风险也有一定的影响。

企业生产经营的成功与否，在很大程度上取决于它是否具有合理的资产结构。资产结构实际上反映了企业资产的流动性，它不仅关系企业的偿债能力，也会影响企业的获利能力，而且从一个企业资产结构能够看出企业管理者的经营风格。

流动资产主要由货币资金、存货、应收账款组成。如果货币资金所占的比重过高，就应当分析企业现金持有量是否合理，有无资金闲置现象，因为保存过多的现金，虽然可以降低企业经营风险，但是会降低企业的盈利水平。同样道理，如果在流动资产中，存货和应收账款过多，就会占用企业大量的资金，影响企业的资金周转，严重的话，会使企业资金链断裂，从而使得企业陷入危机。现实经济生活中，许多公司由于存货大量囤积，资金大多陷入应收账款，企业继续经营没有资金保障，从而纷纷破产。

在非流动资产组成中，主要有固定资产和无形资产。固定资产是一个企业长期盈利能力的保证，所以它在企业中占据举足轻重的地位。企业新添一项金额较高的固定资产，都需经过严格的可行性论证。因为一般情况下，如果一项金额较高的固定资产投资失败，会对企业造成长期影响，使得企业经过多年才能喘过气来；而如果一项固定资产投资成功，可以在很大程度上提高企业经营业绩。而随着经济的不断发展，无形资产在企业中占据越来越重要的位置。特别是在一些高科技行业，无形资产在企业所有资产中占据最高的比重，最典型的就是软件企业。在这类企业中，如何管理好无形资产是管理当局的重点所在，因为它直接影响企业盈利能力和发展能力。

（2）资产结构的定量分析

衡量企业资产结构常用的财务指标有以下两种。

①构成比率

$$流动资产构成比率=流动资产合计数/资产总和×100\%$$

$$非流动资产构成比率=1-流动资产构成比率$$

其中非流动资产构成比率中主要研究固定资产的比率。企业需要综合考虑自己几年的流动资产构成比率以及同行业的流动资产的构成比率，从而做出比较明智的判断。

②流动资产与固定资产比率

$$流动资产与固定资产比率=流动资产总数/固定资产净值总数×100\%$$

虽然流动资产盈利能力较差，但是它却可以缓解企业短期偿债压力，而固定资产虽然盈利能力较强，但是由于它的流动性较差，所以企业应该仔细分析自身和同行业的财务数据，从而决定公司未来在该财务比率上的大小。

除了简单的指标以外，资产结构的定量分析，通常是以资产负债表中的"资产总额"为基数来进行纵向分析的，即将资产的每一项目以占资产总额的百分比形式填列，形成资产的结构百分比列表。

资产结构百分比法把资产中为数众多的各明细项目的数额转化为简单的百分数，从而简单明了地揭示了资产中各项目和总额之间的关系。资产的结构百分比可以清楚地揭示企业不同类型的资产占总资产的比例，说明企业管理者对其所有的资源是如何运用的。通过与同行业企业比较并结合企业的战略特征，可以判断这种资产运用的合理性和适当性。通过分析不同时期企业资产结构的变化，可以分析企业经营上发生的变化。

在具体计算与分析的过程中，通常分别计算对比期和基期的资产结构百分比。通过分析这种比重的变动，可以更好地反映资产结构的详细变动情况，进而判断其对财务状况的影响。

除此之外，往往还在列示两期各项目百分比的同时，增设一栏反映两期的差异，以更明了地反映各项目的增减变动情况。

2. 资产结构的定性分析

企业资产结构状况直接决定了它的流动性和盈利性。不同的管理者，会在风险和收益之间选择不同的平衡点。一般来说，流动资产能够缓解企业短期偿债压力，减小企业危机；而长期资产更多的是提高企业未来盈利水平和发展水平。但由于长期资产流动性较差，所以它的风险相对较大。企业需要谨慎做出决定，以便在风险和收益之间做出权衡。然而在企业中，究竟是什么因素决定企业安排多少流动资产、多少非流动资产的呢？这就需要在考虑如下因素的情况下做出最优决策。

（1）风险和报酬

持有大量的流动资产可以降低企业的风险。因为在企业出现偿债压力时，可以比较快速地将流动资产卖出去，转化为现金；但是对于非流动资产特别是固定资产就不是那么容易，因为它的变现能力较差。所以，如果企业把资金较多地投资于流动资产，则风险较低。但是由于流动资产盈利能力较差，所以这样必然带来企业效益低下，投资报酬率低于行业水平，最终失去生存之道。因而，这就决定了企业管理当局在选择资产组合时，应该认真权衡风险和报酬，以便做出最佳决策。

（2）经营规模对资产组合的影响

企业规模对资产组合也有重要影响。随着企业规模的不断扩大，流动资产的比重会相对降低。因为随着企业规模扩大，企业在社会上的影响力会越来越大，筹资能力会越来越强，在企业出现暂时性的财务危机时，它能够迅速筹集到资金，因而它能够承受较大的风险。在小企业中，由于对于固定资产消化能力比较低，所以相对应该少投入，而大企业由于实力雄厚，消化能力强，更多的是强调规模经济，所以持有的固定资产会更多一些。

（3）利率的变化

随着利率上升，企业为了减少利息支出，就会减少对于流动资产的投资，从而使得流动资产在总资产中的比重下降；相反随着利率下降，企业会增加对于流动资产的投资。因而，企业的资产结构并不是固定不变，随着宏观经济的变化，它也是一个动态的过程。

综合考虑以上因素，所以企业在选择资产组合时，一定要结合自己的实际情况，在风险与收益之间选择适合自己的平衡点。

二、盈利性评价

（一）盈利性评价的指标

考察企业经营业绩不能单纯分析企业利润额的实现情况，因为它是绝对额指标，受销售数量增减的影响。例如，企业在经营管理中虽然存在着管理不善和损失浪费现象，利润数额也可能由于产销数量的扩大而增加。另外，利润额在不同企业之间往往缺乏可比性，经营管理差的大企业，很可能比经营管理好的同类型中小企业获得更多的利润。因此，在分析和考核盈利性指标时，应在分析利润额的基础上，再进一步比较分析企业的获利能力，才能比较全面地评价企业的经营业绩。

由于企业获得利润是以投入并耗费资源为代价的，只有把获得的利润与所付出的代价作对比，才能客观地反映企业的盈利性状况。将从以下四个方面进行分析。

1. 营业收入盈利水平衡量

营业收入可看作是企业一定期间内利润的来源，将收入与利润对比，可反映企业盈利水平的高低。反映营业收入盈利水平的指标主要有销售毛利率，销售利润率和销售净利率。

（1）销售毛利率

销售毛利率又称直接边际收入，是反映企业产品市场竞争能力的重要指标，它直接体现了企业每1元销售收入能获得的毛利额，也体现了销售收入对企业产品成本的补偿能力以及对企业净收入的贡献水平。

$$销售毛利率=销售毛利/销售收入$$

一般来讲，该指标越大，企业的销售能力越强，产品在市场上的竞争能力也就越强。但绝对不能简单地讲，本期的销售毛利率比上期低就不好，因为如果企业采取薄利多销的经营政策，适度降低产品的销售价格，使企业的销售规模不断上升，会使企业的利润总额有较大程度的提高，并且扩大了企业产品的市场占有率，但此时企业的销售毛利率却可能会有所下降，这正是企业产品市场价格竞争能力较强的实际表现。如果企业并未采用相应的销售政策，而销售毛利率下降，则应该引起充分的重视。

（2）销售利润率

销售利润率指标是企业的销售利润与销售收入的比率。

$$销售利润率=销售利润/销售收入$$

销售利润是指企业的销售收入扣除销售成本、销售税金、销售费用后的余额，但这是个相对传统的概念，而且在现行的损益表中，并不使用销售利润这一概念，而更多地采用营业利润的概念。此概念与销售利润概念不同，它是将销售收入扣除销售成本、销售税金后，再扣除全部企业的期间费用（包括销售费用、管理费用、财务费用）后的余额。虽然在计算时仍可以习惯地称其为销售利润率，但使用营业利润率概念更合理些。

在一般情况下，该比率越大，说明企业销售的盈利能力越强，也说明企业每1元的销售收入能为企业带来更多的销售利润。但这是个相对数指标，并不能说明本期销售利润总额的变动情况。有时企业销售不佳，销售利润下降，但其销售利润率却可能是上升的，所以要注意结合利润总额来分析销售利润率指标。另外，当企业采用薄利多销的经营方针时，其销售利润率同样会下降，但这并非说明企业财务状况不好。

（3）销售净利率

销售净利率指标反映的是企业销售收入能最终获取税后利润的能力。

$$销售净利率=净利润/销售收入$$

一般来讲，该指标越大，说明企业销售的盈利能力越强。一个企业如果能保持良好的持续增长的销售净利率,应该讲企业的财务状况是好的,但并不能绝对地讲销售净利率越大越好,还必须看企业的销售增长情况和净利润的变动情况。如果企业放弃销售规模和市场占有率,一味提高销售价格,也可能用较少的销售额换来较高的销售净利率,但这是没有价值的。相反,如果企业为了扩大产品销售和增加市场占有率,而主动降低售价,增加产品市场竞争能力,而使销售净利率适度下降,这是企业经营和财务政策调整的结果,并非企业财务状况不佳,获利能力下降。

以销售收入为基础的获利能力分析,并不是一种投入与产出的分析,而是属于一种产出与产出之间的比较分析,它还不能真正反映企业的获利能力,因为较高的销售利润率完全可以靠巨额资产和大量投资来维持。因此,必须深入分析企业的资产利用效益和资本报酬水平的高低,才能真正辨明企业获利能力的强弱。

2. 营业支出盈利水平衡量

这是从经济资源耗费的角度,评价单位成本费用支出为企业创造的利润是多少。常用的有两个指标:成本利润率与成本费用利润率。

(1) 成本利润率

成本利润率是企业一定期间的产品销售利润与产品销售成本的比率,其计算公式为:

$$成本利润率 = 营业利润 / 营业成本 \times 100\%$$

该指标反映企业从事经营业务时,经过一定的成本耗费(投入)而为企业带来的经济效益(产出),成本利润率越高,说明每1元经营成本耗费为企业带来的经营收益越多。

(2) 成本费用利润率

成本费用利润率是企业一定时期的利润总额同企业成本费用总额的比率。成本费用利润率表示企业为取得利润而付出的代价,从企业支出方面补充评价企业的收益能力。其计算公式为:

$$成本费用利润率 = 利润总额 / 成本费用总额 \times 100\%$$

公式中,成本费用总额是指企业销售(营业)成本、销售(营业)费用、管理费用、财务费用之和。成本费用利润率是从企业内部管理等方面,对资本收益状况的进一步修正，通过企业收益与支出直接比较，客观评价企业的获利能力。该指标从耗费角度补充评价企业收益状况，有利于促进企业加强内部管理，节约支出，提高经营效益。该指标越高，表明企业为取得收益所付出的代价越小，企业成本费用控制得越好，企业的获利能力越强。

3. 投资盈利水平衡量

投入企业的经济资源表现为企业的资产，它是企业生产经营的物质条件。所以，资产与利润的对比关系能够反映企业投资的盈利水平。常用的指标有总资产报酬率、净资产报酬率与资本收益率等。

（1）总资产收益率

总资产收益率是最为简单的衡量资产获利能力的指标，其计算公式为：

$$总资产收益率 = 净收益 / 资产平均总额 \times 100\%$$

总资产收益率主要反映企业全部资产的综合利用效果，即企业利用其资产赚取利润的能力。该比率越高，说明为取得相同销售水平需要投入的资金越少，企业的获利水平越高；反之，则说明企业投入资金的盈利能力较低，或者可能是企业正在大规模地进行更新设备或添置设备。

（2）总资产报酬率

总资产报酬率是指企业定时期内获得的报酬总额与平均资产总额的比率。总资产报酬率表示企业包括净资产和负债在内的全部资产的总体获利能力，是评价企业资产运营效益的重要指标。其计算公式为：

$$总资产报酬率 = （利润总额 + 利息支出） / 平均资产总额 \times 100\%$$

公式中，利润总额是指企业实现的全部利润，包括企业当年营业利润、投资收益、补贴收入、营业外收支净额和所得税等项内容，如为亏损，以 "–" 号表示。利息支出是指企业在生产经营过程中实际支出的借款利息、债券利息等。平均资产总额是指企业资产总额年初数与年末数的平均值，即平均资产总额 = （资产总额年初数 + 资产总额年末数） / 2。

总资产报酬率表示全部资产获取收益的水平，全面反映了企业的获利能力和投入产出状况。通过对该指标的深入分析，可以增强各方面对企业资产经营的关注，促进企业提高单位资产的收益水平。一般情况下，企业可据此指标与市场资本利率进行比较，如果该指标大于市场利率，则表明企业可以充分利用财务杠杆，进行负债经营，获取尽可能多的收益。该指标越高，表明企业投入产出的水平越高，企业的资产运营越有效。

（3）投资收益率

投资收益率是在上述总资产报酬率的基础上，进一步将范围缩小至企业长期资金的提供者，而将短期资金予以剔除。其计算公式为：

$$投资收益率 = （利润总额 + 利息费用）/$$

$$（长期负债平均余额 + 所有者权益平均余额）\times 100\%$$

这一比率反映了企业向其长期资金提供者支付报酬及企业吸引未来资金提供者的能力，并表明企业是如何有效利用其现有资产的。

（4）净资产收益率

净资产收益率，又称权益净利率，是指企业一定时期内的净利润同平均净资产的比率。净资产收益率充分体现了投资者投入企业的自有资本获取净收益的能力，突出反映了投资与报酬的关系，是评价企业资本经营效益的核心指标。其计算公式为：

$$净资产收益率 = 净利润 / 平均净资产 \times 100\%$$

公式中，净利润是指企业的税后利润，即利润总额扣除应交所得税后的净额，是未作任何分配的数额，受各种政策等其他人为因素影响较少，能够比较客观、综合地反映企业的经济效益，准确体现投资者投入资本的获利能力。平均净资产是企业年初所有者权益同年末所有者权益的平均数，即平均净资产 =（所有者权益年初数 + 所有者权益年末数）/2。净资产包括实收资本、资本公积、盈余公积和未分配利润。

净资产收益率是评价企业自有资本及其积累获取报酬水平的最具综合性与代表性的指标，反映企业资本运营的综合效益。该指标通用性强，适应范围广，不受行业局限。在我国上市公司业绩综合排序中，该指标居于首位。通过对该指标的综合对比分析，可以看出企业获利能力在同行业中所处的地位，以及与同类企业的差异水平。一般认为，企业净资产收益率越高，企业自有资本获取收益的能力越强，运营效益越好，对企业投资人、债权人的保证程度越高。

（5）资本收益率

资本收益率是企业一定期间的税后利润与实收资本的比率。它反映了企业运用投资者投入资本获得收益的能力，其计算公式为：

$$资本收益率 = 净利润/实收资本×100\%$$

资本收益率指标用于衡量企业运用所有者投入资本获取收益的能力，该比率越高，表明企业资本的利用效率越高，企业所有者投入资本的获利能力越强。

4. 股本盈利水平衡量

对股份制企业股本盈利状况的分析经常采用以下几个指标：普通股每股收益、市盈率、普通股每股股利、股利发放率等。

（1）普通股每股收益

每股收益是指净利润扣除优先股股息后的余额与发行在外的普通股的平均股数之比，它反映了每股发行在外的普通股所能分摊到的净收益额。其计算公式为：

$$普通股每股收益额 = （净利润-优先股股利）/发行在外的普通股平均股数$$

在计算时如果公司发行优先股，应先在净利润中扣除应付的优先股股利，才能得到普通股股东的实际收益。这个指标在股份制企业的财务分析中占有相当重要的地位，无论是普通股的股东还是潜在的投资者，都非常关心企业的利润情况，尤其是每股的收益情况。

普通股每股收益额是影响股票价格行情的一个重要财务指标。该比率反映了公司普通股每股获利能力的大小，它直接影响公司未来的股价。在其他因素不变的情况下，普通股每股收益额越大，说明企业的获利能力越强。

（2）市盈率

市盈率也称本益比，是指普通股每股市价与每股收益额的比率。其计算公式为：

$$市盈率 = 普通股每股市价/普通股每股收益$$

市盈率反映投资者对该种股票每元利润所愿意支付的价格。它直接表现出投资人和市场对公司的评价和长远发展的信心。无论对企业管理当局还是市场投资人，这都是十分重要的财务指标。一般情况下，收益增长潜力较大的企业，其普通股的市盈率就比较高，收益增长潜力较小的企业，该比率就低。所以，市盈率是判断股票是否具有吸引力以及测算股票发行价格的重要参数。

（3）普通股每股股利

普通股每股股利是指每一普通股取得的现金股利额，是评价投资于普通股每股所得报酬的指标。其计算公式为：

普通股每股股利＝支付给普通股的现金股利/发行在外的普通股平均股数

潜在的股票投资人可以比较各个公司的每股股利，作为选择投资哪种股票的参考。

（4）股利发放率

股利发放率是普通股股利与每股收益的比值，反映普通股东从每股的全部获利中分到多少收益。其计算公式为：

$$股利发放率＝每股股利/每股收益×100\%$$

公式中，每股股利是指实际发放给普通股东的股利总额与流通股数的比值。该指标反映了公司的净利润中有多少是用于向投资者支付股利的，同时也说明了公司的资金留存情况，公司股利发放率的大小直接影响公司的市场股价和资本结构，进而影响公司的获利能力。

（5）每股账面价值

每股账面价值＝（股东权益总额−优先股权益）/发行在外的普通股平均股数

每股账面价值反映了企业流通在外的每股普通股所代表的股东权益。

（6）市净率

$$市净率＝普通股每股市价/普通股每股账面价值$$

市净率，也称净资产倍率，是普通股每股市场价格与每股账面价值的比例。市净率反映了普通股本身价值的大小，以及市场投资者对企业资产质量的评价。

（7）股票获利率

$$股票获利率＝普通股每股股利/普通股每股市价$$

股票获利率，又称股利率，它反映了普通股每股股利与市场价格之间的比例关系。企业的股利率根据其股利政策和市场价格不同而不同。

（二）收益与成本费用结构分析

对收益及成本费用进行的结构分析，主要是分析各项收益以及成本费用占营业收入的百分比，分析收益的结构是否合理，费用的发生是否合理。同时对收益、费用的各个项目进行分析，看各个项目的增减变动趋势。虽然这并不是直接分析企业的盈利性大小，但可以据此确定对企业盈利性产生影响的重要因素，并在此基础上进一步分析盈利能力的高低。还可以据此判定公司的管理水平和财务状况，预测公司的发展前景。

1. 利润构成分析

利润是企业定时期生产经营活动的最终成果。企业利润由经常性收益、非经常性收益、营业外收支净额三大部分组成，不同的利润来源及其各自在利润总额中所占比重，往往能反映企业不同的经营业绩和经营风险。

（1）经常性收益

这是指企业在生产经营活动中创造的营业利润，它直接客观地反映出企业的经营业绩，代表了企业的总体经营管理水平和效果。营业利润又由主营业务利润和其他业务利润构成，并扣除管理费用、财务费用、营业费用等期间费用。新会计准则不要求企业进一步反映主营业务利润和其他业务利润。

经营业务利润是企业销售产品或提供劳务而取得的利润。每个企业的经营活动都是紧紧围绕着自己的主业来展开，由主业产生的利润理应在利润总额中占较大比重，即主营业务利润应是企业利润形成的主要来源，才能说明企业的经营业绩好，盈利水平高。企业主营业务利润的大小直接与企业的销售收入的高低、成本费用控制的严格程度密切相关。一般情况下，企业主营业务利润大，可以说明企业在两方面取得了成绩：一是企业产品销售状况良好，具有一定的销售规模和市场占有率，主营业绩突出；二是企业直接成本费用控制合理。一个企业不能严格控制成本，降低各项费用，即便有再高的主营业务收入，也会被成本费用所侵蚀，形不成较高的主营业务利润。所以较高的利润取决于企业扩大销售规模和严格的成本费用控制。如果一个企业的主营业务利润较小甚至亏损，企业应从自身的生产规模、销售规模、成本费用控制上找原因，只有找准原因，才能采取相应措施，改变亏损局面，提高经营业务利润。

在分析营业利润时，还应对营业利润产生较大影响的期间费用进行分析。期间费用主要包括财务费用、管理费用及销售费用。以管理费用为例，其核算的项目很多，包括管理性费用如办公费、业务招待费等，发展性费用如职工教育经费、研发费等，保护性费用如保险费、坏账损失等，不良性费用如流动资产的盘亏等。不少企业由于管理费用开支太大，造成营业利润的大幅下降。企业要取得较高的营业利润，就要合理控制管理费用，即在四项费用中，对管理性费用应严格控制，对不良性费用应杜绝发生，对发展性和保护性费用要合理开支。

对营业利润的分析，不能只看一年的数据，而应结合企业几年的利润指标，看其每年的增长情况，如果企业连续几年保持较高的主营业务收入增长率、主营业务利润增长率、其他业务利润增长率，则基本上可以认定该企业盈利能力强。同时，对营业利润的分析不能只看利润单个绝对指标，而应计算利润与其他相关项目比值，如计算总资产报酬率、销售利润率、净资产收益率等，一般来说，这些指标越高，企业的总体盈利能力越强。

（2）非经常性收益

非经常性收益主要包括资产减值损失、公允价值变动净损益和投资净收益。其中资产减值损失核算企业依据企业会计准则计提的各项资产减值准备所形成的损失。针对该项目还应当关注报表附注中的企业资产减值明细表，明确其构成，评价每项资产减值准备的计提是否充分，是否存在企业计提不足或过度计提的状况，并且与历史资产减值状况对比，观察减值准备的异常变化，是否企业应用资产减值来调节利润。公允价值变动净损益是指用公允价值计价的项目其期末公允价值调整账面价值时两者之间形成的差额。针对该项目分析时，关键是注意企业获取的相关资产的公允价值是否合理，是否将不适合使用公允价值计量的资产或负债划分为此类，企业在出售相关资产或偿付相关负债后，前期发生的公允价值变动损益是否计入了投资收益。而投资净收益是企业对外投资如债券投资、股票投资中取得的收益。债券投资，风险相对较小，收益相对较低但较稳定；股票投资，特别是短期股票投资，风险较高，收益也较高但不稳定，会给企业带来较大的风险。当一个企业的投资收益成为利润主要来源，即在利润中占较大比重，则意味着企业潜伏着较大风险，因为企业花费了主要人力、财力、精力去精心经营的主业，其取得的利润还不能高于对外投资取得的收益，这是值得企业深思的问题。作为企业，经营目标不能也不应该立足于冒着极大风险去追求最大收益，但是企业也不能因为有风险而放弃投资。从财务管理角度看，任何经营都应以相对较低风险取得相对较高收益，这就要求企业的对外投资应从量和质两个方面把关。量，即对外投资总量要适度，应根据投资报酬、经营目标、市场规模产业政策、筹资能力、自身素质等确定合理的投资规模；质，即对外投资应控制风险，提高收益。这就需要权衡投资的收益和风险关系，进行组合投资，以提高投资收益，分散和弱化投资风险。上述三项内容都称为非经常性收益，足以说明其可预测性与可持续性都比不上经常性的收益。

（3）营业外收支净额

这是企业在非生产经营中取得的所得，如固定资产出售、盘盈，罚款收入、补贴收入等，带有很大的偶然性。收支净额大，可以增加企业的总利润，但不能说明企业的经营业绩好，相反，收支净额为负数时，则应引起管理者的重视，分析造成的原因，如果主要是固定资产盘亏、企业经营中因违约支付赔偿金和违约金造成的，那么，管理者应采取相应措施，加强管理，杜绝不必要的损失发生。

对利润构成进行分析，不仅有利于管理者看到自身取得的成绩，更重要的是让管理者发现企业存在的问题，并找到问题的根源，在此基础上加强企业筹资、投资、营运资金、营销活动的管理，真正做到在各个环节降低成本，化解风险，提高利润，实现企业价值最大化。

2. 成本费用分析

（1）销售成本率分析

①销售成本率是企业一定时期的销售总成本与销售收入的比例，说明企业每1元销售收入中，必须有多大的比例用来弥补其销售成本。一般来讲，这个比例越低，说明企业销售收入中的成本含量越低，企业销售成本的盈利能力越强。企业的成本控制水平高，产品的市场竞争能力强。但如果企业采用降低售价和扩大销售的经营方针，可能会使企业销售成本率有所上升，但企业弥补成本后的总利润是上升的，这样的销售成本率上升并非坏事。

②销售成本率中的成本概念有狭义和广义之分，使该指标的计算形成两种方法。一种讲的销售成本率是用狭义概念计算的，即将实际销售产品的库存成本与销售收入相比，该计算指标反映了产品直接制造成本占销售收入的比率，是企业不可避免成本的体现，该比例变动与销售量没有直接关系。如采用广义的成本概念计算，即将销售产品的库存成本加上本期的期间费用与销售收入相比，该计算指标反映企业经营成本与销售收入的关系，体现了期间费用对企业产品盈利能力的影响。由于期间费用在一定时期内是相对稳定的，所以该计算比率的变动与企业当期的销量具有直接的联系，销量上升时，用广义成本概念计算的销售成本率将有较大幅度的提高，更能反映企业成本费用管理水平的高低。企业应根据自身的特点和分析的要求，选用不同的分析指标，但是要保持前后比较口径的统一。

③该指标的正确性直接受成本计价和不同计量方法的影响。企业销售成本的形成有一个较长的过程，其中某一环节计价或计量不实都会使该指标发生波动。如为了特定的目的而人为地多计或少计成本及有关费用，就会引起销售成本发生变化。在企业供产销过程中改变存货计量方法，如将原来的先进先出法改为后进先出法等，都会直接对本期销售成本发生影响，并使销售成本率指标发生较大波动。所以，在进行该指标分析时要特别注意。

④销售成本率分析可以与企业的销售利润率和资产利润率等指标结合起来分析，将销售成本插入有关的综合性指标，便能掌握销售成本变动对其的影响程度。如将销售成本插入销售利润率指标，则

$$销售利润率 = \frac{销售利润}{销售收入} = \frac{销售利润}{销售成本} \times \frac{销售成本}{销售收入} = 销售成本利润率 \times 销售成本率$$

可见，企业的销售利润率受到销售成本利润率和销售成本率两个因素的双重影响。但销售成本率是个反指标，不是越大越好，而是越小越好，故要与前期或同行业比较，分析其变动程度，如果销售成本利润率上升幅度大于销售成本率上升幅度，就是有利变动。

（2）成本产值率分析

①成本产值率是企业一定时期的产值总额与经营成本的比率。其计算公式为：

$$成本产值率=总产值额/经营成本$$

上式中的经营成本包括企业一定时期的完工商品成本和期间费用总和。该指标反映了企业经营成本创造产值的能力，是反映企业成本资金耗用和利用水平的综合指标之一，是一个投入和产出的对比分析指标。从生产角度看，该指标越大越好，说明企业能以最低的消耗来创造最大的产出，企业有较好的生产能力和成本费用控制能力。但如果企业生产的是滞销产品，那么再高的产值率也是无意义的。

②分析该指标时，其总产值额应采用不变价格计算，才能确保各期指标的可比性。同时还应该将该指标的本期实际数与上期计划数，和同行业的平均水平、较好水平等进行比较，以便检查企业成本产值计划的完成情况和与上期相比的改进程度，把握本企业的成本产出水平在同行业中所处的地位。同时应注意，不要只看一时或一事，应长期和连续地对企业的投入和产出水平进行分析研究，才能真正了解它们的变化规律和变动原因。

（3）成本变动率分析

①成本变动率的计算主要有按总成本计算和按单位成本计算两种方法。

$$单位变动成本率=\frac{本期某产品单位成本}{上期某产品单位成本}$$

$$总成本变动率=\frac{\sum（本期各产品产量×本期单位成本）}{\sum（本期各产品产量×上期单位成本）}$$

上述总成本变动率说明了企业本期生产的各种产品的总成本比上期总成本的增长或节约程度。但这只说明了总成本的变化，却无法了解各项具体产品（特别是主要产品）的成本变动情况，因此必须另外计算单位产品成本变动率。这两个指标是相互联系和互为补偿的，有时企业的总成本变化是节约的，但某项单位成本却是超支的，而有时情况正好相反。

②成本变动率指标反映了企业一定时期成本水平的上升或下降，体现了企业成本管理水平的高低。由于是用本期比上期，故该指标应该是越低越好，说明企业本期的成本耗费有所下降，成本控制能力有所提高。特别是主要产品的成本变动率指标，对于企业本期的产品定价和市场竞争能力等都具有重大影响，最低的成本消耗是其产品能在市场上立于不败之地的重要因素。一个能确保成本变动率

持续下降的企业，只有销售正常，财务状况一般总是良好的。

③在做成本变动率指标分析时，要注意其指标计算的口径一致和可比性。首先，产品的工艺和技术要求是相同的，即并非新老产品的比较，而是两种相同产品比较。其次，用于比较的产品质量是相同的，要在确保产品质量要求的前提下，通过有效的成本管理和费用控制来达到成本降低的目的，不能为了降低成本获取更高利润，而用以次充好和假冒伪劣的方法来降低成本。最后，成本变动率的计算可以只对企业的生产成本进行分析，也可以包括全部成本和费用，用经营总成本的概念来计算。如何计算要视分析要求而定。

（4）成本构成分析

①企业成本费用分析的内容主要是产品成本和期间费用两项。产品成本的构成主要是直接材料、直接人工和制造费用三项，期间费用的构成主要有管理费用、销售费用和财务费用三项。上述成本变动率指标虽然能使我们了解成本的变动程度，但却不能知晓成本或费用中的哪些内容发生了变动及它们的变动程度。成本构成分析就是对成本变动的具体内容加以分析，不但要说明这些成本项目的变动程度，还要分析其变动的原因。

②对大多数产品来讲，直接材料在产品成本中的比重较大，它主要有构成产品实体的原材料和有助于产品形成的辅助材料等。当企业产品成本发生变化时，要分析是哪些成本项目发生了变化，在整个成本构成中，哪些部分变化大，哪些部分变化小。这就要求首先分析各成本项目的结构比例，再分析引起变化的原因。

③企业的期间费用是企业经营成本中的一项重要组成部分，这些费用的绝大部分属于固定费用性质，与企业的业务量没有直接关联，企业应通过严格的预算制度来实施控制。但企业仍应定期编制管理费用等的结构分析表，如将管理费用的具体变动项目进行结构和金额的对比分析，分析各项目占总费用的比重，本期为什么会发生较大变化。有时总费用是节约的，看似管理控制水平不错，但细致分析便会发现，其中某项项目却大大超支，这时必须分析查明是哪些事项引起的，超支程度有多大，应由什么部门和谁来对此负责。期间费用中也有一部分是与业务量相关的，如销售费用中的运输费、包装费和其他物料消耗等，应编制变

动预算，分析时将实际数与预算数进行比较。对销售费用等期间费用可以采用水平分析法和垂直分析法，将较长一段时间内的费用发生额进行比较，反映其差异及其产生的原因。

（5）成本费用利润率分析

①成本费用利润率是将企业一定时期利润额除以成本费用总额的比例。其公式为：

成本费用利润率＝利润总额或净利润/成本费用总额

该指标反映了一定时期成本费用耗用对企业利润的盈利能力。成本费用是企业资产的耗费，是一种投入量指标，而利润是经营所得，是产出量指标，两者相比说明了企业每1元成本费用耗用能为其创造多大的收益。一般来讲，该指标是越大越好，反映了企业能用较少的成本费用获取较大的利润收益。总体上讲，该指标较大，则企业的经营和财务管理水平较高，产品也有较强的市场竞争能力。

②该指标的计算有多种变化形式，其分子可用企业一定时期的利润总额，也可用净利润，分母可用企业一定时期的成本费用总额，也可以用产品成本总额，而不包括期间费用。各种计算方法都有其特殊意义，并提供了不同的分析信息，关键看其分析目的是什么。如果仅从指标本身来讲，分子采用利润总额更合理，因为净利润含有各种非正常经营业务所引起的损益及税金，这些均与企业成本费用的耗费没有直接的关系，放在一起分析在一定程度上会歪曲成本费用的实际盈利能力，人为地过高或过低地评价企业成本费用的利用水平。分母可采用产品成本或全部经营成本两种不同的计算方法，产生两种不同意义的分析指标，分别表示产品成本和全部经营成本的盈利能力。

③该指标只能说明本期投入成本与获得利润之间的关系，但本期成本的盈利能力是否比上期有所提高，就要与上期的成本利润率进行比较才能做出正确判断。为了了解本企业的成本利用水平在同行业中所处的地位，还要与同行业的平均和先进水平进行比较。但这种分析也只能了解成本利润率的变化程度，不能了解企业投入成本变动与利润增长变动之间的对应关系，要分析这一点，就要计算成本利润变动的相关系数。

成本利润变动相关系数＝利润增长率/成本增长率

第三章 现代医院成本费用管理与核算

第一节 现代医院成本的管理与核算

一、医院成本管理的组织机构与职责

医院成本管理是指医院通过成本核算和分析，提出成本控制措施，降低医疗成本的活动。成本管理是医院实行财务管理的基础。成本管理是由成本核算、成本分析、成本控制等各个方面有机组成的统一体系。实行成本管理，有利于医院摸清家底，加强绩效评价，合理控制费用，提高服务效率。

医院成本管理的目的是全面、真实、准确反映医院成本信息，强化成本意识，降低医疗成本，提高医院绩效，增强医院在医疗市场中的竞争力。

根据《医院财务制度》规定，医院成本核算一般应以科室、诊次和床日为核算对象，三级医院及其他有条件的医院还应以医疗服务项目、病种等为核算对象进行成本核算。

医院应成立由相关院级领导担任组长的成本管理领导小组，并在财务部门设置成本核算机构和岗位。

(一) 医院成本管理的组织机构

1. 医院成本管理领导小组

医院一般应成立由院长为组长，总会计师为副组长的成本管理工作领导小组，成员包括财务、信息、人事、后勤、设备物资、统计、医务、护理等相关部门负责人。

2. 医院成本核算机构和岗位

医院成本管理工作领导小组在医院财务部门设置专门成本管理办公室（科），

作为成本管理工作领导小组的日常办事机构。医院应根据自身规模和业务量的大小，在财务部门设置成本核算机构和岗位（三级医院应设立 2~3 名专职成本核算员），负责医院成本核算、成本分析及成本报表等日常工作；在其他相关部门设立兼职成本核算员。

（二） 医院成本管理组织机构的职责

1. 医院成本管理领导小组的职责

医院成本管理领导小组是成本管理的决策和监督机构，其主要职责包括以下内容：

①明确医院各部门在成本管理中的职责，督促各部门落实工作任务。

②确定医院成本管理工作制度和工作流程，督促提高成本数据的准确性和及时性。

③确定成本核算对象，包括核算单元（核算科室）、核算项目及核算病种等。

④整合成本分析数据及成本管理建议，确定年度医院成本控制方案。

⑤确定成本管理考核制度和考核指标，纳入医院绩效考核体系。

2. 医院成本核算机构和岗位的职责

①依据《医院财务制度》《医院会计制度》要求，制定医院内部成本管理实施细则、岗位职责及相关工作制度等。

②归集成本数据，进行成本核算，按照有关规定定期编制、报送成本报表。

③开展成本分析，提出成本控制建议，为医院决策、管理提供支持和参考。

④组织落实医院成本管理工作领导小组的决定，监督实施成本控制措施。

⑤参与成本考核制度的制定，并组织实施。

⑥开展院内成本管理业务培训和工作指导。

⑦建立健全成本管理档案。

3. 医院其他相关部门的职责

医院各科室需确定兼职成本核算员；其他职能部门需确定成本专管员。医院各科室和其他职能部门的主要职责具体如下：

①按照成本管理工作领导小组部署，在财务部门（成本管理工作办公室）的指导下，按照相关规定和要求定期完成本科室和本部门成本核算相关信息和资料的记录、统计、核对与报送等工作。

②执行成本管理工作领导小组的决定，落实成本管理相关规定，实施成本控制。

二、医院成本核算对象的类型划分

医院成本核算是指医院将其业务活动中所发生的各种耗费按照核算对象进行归集和分摊，计算出总成本和单位成本的过程。

成本核算的意义在于：成本核算信息是制定医疗服务价格和建立基本医疗保险结算制度的重要依据；成本核算工作是医院科学管理的重要手段；成本核算工作是完善分配制度、实施员工激励管理的重要前提。

医院成本核算根据核算对象的不同，可以划分为以下类别：

（一）科室成本核算

科室成本核算是指将医院业务活动中所发生的各种耗费，按照科室分类，以医院末级科室作为成本核算单元进行归集和分配，计算出科室成本的过程。科室成本核算的目的是反映医院内部各个科室的成本效率情况，是医院整体财务核算的延伸和完善，也是进行项目核算、病种核算的前提条件。

医院的成本费用支出和各项资源的配置使用，如果涉及各个部门、科室和班组，成本费用及其对象的计算将不能够一次性完成，必须经过归集、分配再归集、再分配的过程，才能计算出相关成本。因此，医院进行科室成本核算，不但是找出控制成本、提高运行效率的途径，也是开展责任单元绩效评价的基础，同时也为制定医疗服务收费标准及规范国家财政补偿办法提供重要参考依据。

（二）病种成本核算

病种成本核算是以病种为核算对象，计算医院为某种疾病的患者从入院到出院所耗费的平均成本。实行病种成本核算有助于不同医院间的费用比较；有助于确定病种收费标准和偿付水平；也有助于规范医疗行为，降低医疗成本费用。

病种成本核算通常以住院的不同病种为核算对象，进行费用的归集和分配，计算各个病种项目总成本和病种单位成本。其核算的一般程序是首先确定病种，其次将住院期间的成本费用按照单病种能直接计入的费用直接计入，不能直接计入的依据分摊系数进行分摊计入。

（三）项目成本核算

项目成本核算通常以各科室开展的医疗项目为核算对象，对其所发生的各项费用进行记录、归集和分配，计算其各医疗服务项目的实际成本。

采用作业成本法作为各科室医疗成本服务项目的核算方法，在开展项目核算之前，须掌握该项目的操作流程，了解项目从开单到执行完毕整个过程所消耗的作业。例如，一个 CT 项目经过的作业流程包括开单、收费、预约、登记、检查、洗片、阅片、报告。

三、医院成本核算的要素与原则

（一）医院成本核算的要素

医院开展成本核算并不只是以成本作为核心内容，其涉及面较为广泛。首先，无论是在成本归集还是在成本分摊过程中，均需要采用一系列相关性较强的当量作为成本分配或分摊的参数；其次，还需要对一系列的资源投入、成本效率的分析进行比较，才能判断成本水平的合理性，进而为开展成本控制提供强有力的依据。因此，开展成本核算的要素可归纳为以下四大类：

1. 医院成本核算中的收入

收入是指医院在开展业务活动过程中取得的业务收入和从事其他活动依法取得的非偿还性资金，以及从财政部门和主管部门取得的补助经费，包括医疗收入、财政拨款收入、科教项目拨款和其他收入。从开展科室、病种、项目成本核算的角度来看，需要进行细分核算的一般是医疗收入，即医院开展医疗服务活动取得的收入。根据核算对象的不同，医疗收入可以划分为以下三大类：

（1）科室收入

科室收入以科室作为基本核算单元归集收入。一般而言，直接收治病人的是门诊科室和住院科室，医院向病人收取的费用可完整地归集在这两类科室中。

门诊科室收入指各科室为门诊病人提供医疗服务所取得的收入，包括挂号收入、诊察收入、检查收入、化验收入、治疗收入、手术收入、卫生材料收入、药品收入、药事服务费收入和其他门诊收入等。住院科室收入是指为住院病人提供医疗服务所取得的收入，包括床位收入、诊察收入、检查收入、化验收入、治疗收入、手术收入、护理收入、卫生材料收入、药品收入、药事服务费收入和其他住院收入等。

对于影像检查、医学检验、手术室等作为协作支持的医疗技术类科室，其提供的服务内容明确且可独立收费，因此这些科室提供服务所产生的收入也可明确归集，体现为协作收入。

（2）项目收入

项目收入指在一定期间内具体某个医疗服务项目发生的收费总金额。

（3）病种收入

病种收入指在一定期间内归属于某个具体病种的所有病人发生的费用总金额。

2. 医院成本核算中的成本

医院成本是医院在开展医疗服务活动过程中发生的各种消耗的总和。

（1）成本核算的范围

成本核算范围指纳入成本核算范畴的支出，一般而言，成本核算范围包括如下内容：

第一，人员经费是指医院业务科室发生的工资福利支出、对个人和家庭的补助支出。工资福利支出包括基本工资、绩效工资（津贴、补贴、奖金）、社会保障缴费等。对个人和家庭的补助支出包括医疗费、住房公积金、住房补贴、助学金及其他对个人和家庭的补助支出。

第二，卫生材料费是指医院业务科室发生的卫生材料耗费。

第三，药品费是指医院业务科室发生的药品耗费。

第四，固定资产折旧费是指按照规定计提的固定资产折旧。

第五，无形资产摊销费是指按照规定计提的无形资产摊销。

第六，提取医疗风险基金是指按照规定提取的医疗风险基金。

第七，管理费用是指医院行政及后勤管理部门为组织管理医疗、科研、教学业务活动而发生的各项费用，包括医院统一负担的离退休人员经费、坏账损失、银行借款利息支出、汇兑损益及印花税等。

第八，其他费用包括办公费、水电费、邮电费、取暖费、公用车运行维护费、差旅费、培训费、福利费、工会经费及其他费用等。

根据《医院财务制度》，为了正确反映医院正常业务活动的成本以及管理能力，在医院进行成本核算时，属于下列业务所发生的支出，一般不计入成本范围：①不属于医院成本核算范围的其他核算主体及其经济活动所发生的支出。②为购置和建造固定资产、购入无形资产和其他资产的资本性支出。③对外投资的支出。④各种罚款、赞助和捐赠支出。⑤有经费来源的科研、教学等项目支出。⑥在各类基金中列支的费用。⑦国家规定的不得列入成本的其他支出。

（2）成本的类别划分

第一，根据成本核算目的，分为医疗业务成本、医疗成本、医疗全成本和医院全成本。

医疗业务成本是指医院业务科室开展医疗服务活动自身发生的各种耗费，不含医院行政及后勤管理部门的耗费、财政项目补助支出和科教项目支出形成的固定资产折旧费和无形资产摊销费。医疗业务成本＝人员经费＋卫生材料费＋药品费＋固定资产折旧费＋无形资产摊销费＋提取医疗风险基金＋其他费用。

医疗成本是指医院为开展医疗服务活动，各业务科室和行政及后勤各部门自身发生的各种耗费，不含财政项目补助支出和科教项目支出形成的固定资产折旧费和无形资产摊销费。医疗成本＝医疗业务成本＋管理费用。

医疗全成本是指医院为开展医疗服务活动，医院各部门自身发生的各种耗费，以及财政项目补助支出形成的固定资产、无形资产耗费，医疗全成本＝医疗成本＋财政项目补助支出形成的固定资产折旧费和无形资产摊销费。

医院全成本是指医院为开展医疗服务、科研、教学等活动，医院各部门发生的所有耗费。医院全成本＝医疗全成本＋科教项目支出形成的固定资产折旧费和无形资产摊销费。

第二，根据核算对象，分为科室成本、医疗服务项目成本、病种成本及诊次和床日成本。

科室成本是指医院的科室在开展业务活动中所发生的各种耗费，包括本科室耗用的各项直接成本以及接受内部其他科室提供服务所发生的成本。

医疗服务项目成本是指以临床服务类、医疗技术类科室开展的医疗服务项目为对象，归集和分配各项支出，计算出具体各项目对资源成本的消耗情况。

病种成本是指以病种为核算对象，按照一定流程和方法归集相关费用，计算各类病种的病人在接受整个诊疗过程中消耗医院各项资源成本的情况。

诊次和床日成本是以诊次、床日为核算对象，将科室成本进一步分摊到门急诊人次和住院床日，从而计算出平均每个出诊诊次成本和床日成本。

第三，根据成本归集方式，分为直接成本和间接成本。

直接成本是指可以直接计入成本核算对象的成本费用，具体指为开展医疗服务活动发生的直接成本，直接计入成本或采用按内部服务价格等方法计算后计入核算对象的成本。

间接成本是指部分无法直接计入成本核算对象的费用，按照一定原则和标准分配后计入核算对象的成本。

（3）医院成本核算中的工作量

其工作量是指医院提供服务的数量，从医院的运行过程来看，可分为外部工作量和内部工作量。

外部工作量指医院服务病人的数量。一般而言，住院科室服务病人的数量包括出院人数、病人住院床日数，门诊科室服务病人的数量是门诊量。

内部工作量指医院内部不同类型的科室直接面向病人提供服务，或面向内部的其他科室提供服务而产生的服务数量。根据各类科室的业务性质，内部工作量可再进行细分，例如，影像检查科室的工作量指标有检查人次、检查部位数等，检验科室的工作量指标有检验项目数、检验标本数等，而后勤服务科室的工作量指标则可根据具体提供的服务内容确定。

核算不同类型科室的工作量在成本核算上意义重大。一方面，将各种对内提供服务科室的成本向下一级科室进行分摊时，工作量是相关性较强的参数，准确核算工作量是准确核算成本的前提；另一方面，在进行精细化的成本管理时，将成本与工作量进行配比分析，有助于发现成本异常，有针对性地进行成本管控。

对于开展项目成本核算、病种成本核算、项目例次、项目消耗时间、病种例次、病种床日数等工作量数据，都是重要的成本分配参数，同时也是对项目成本和病种成本进行分析的必要因素。

（4）医院成本核算中的资源投入

医院里的资源包括人、财、物的投入。核算各类科室资源的占用情况分为两个方面：一方面，一些无法直接计入科室的成本和各种对内提供服务科室的成本分摊，可用对资源的占用数据作为相关性较强的分配参数。较为典型的是房屋面积和床位数，在没有安装独立水表、电表的情况下，采用房屋面积分摊水电费。另一方面，医院的资源是有限的，结合成本核算对资源效率进行分析，为医院的各项投入决策提供参考价值，同时作为资源投入绩效评价的重要衡量指标，使资源投入价值最大化。

（二）医院成本核算的原则

医院成本核算应当遵循合法性、可靠性、相关性、分期核算、权责发生制、按实际成本计价、收支配比、一致性和重要性等原则。

第一，合法性原则。计入成本的费用必须符合国家法律法规及相关制度规定，不符合规定的不能计入。

第二，可靠性原则。医院要保证成本核算信息免于错误及偏差，使其具有真实性、完整性、中立性和可验证性。

第三，相关性原则，医院成本核算所提供的成本信息应当符合国家宏观经济管理的要求，满足相关方面可及时了解医院收支情况以及医院内部管理的需要。

第四，分期核算原则。成本核算的分期必须与会计期间一致，按月度、季度、年度核算。

第五，权责发生制原则。医院收入和费用核算、科室成本核算均应当以权责发生制为核算基础。

第六，按实际成本计价原则。医院的各项财产物资应当按照取得或购建时的实际价值（即取得成本）核算，除国家另有规定外，一般不得自行调整其账面价值。

第七，收支配比原则。医院在进行成本核算时，应当按照"谁受益、谁负担"的原则，归集、分配各项成本费用，使各项收入与为取得该项收入的成本费用相配比，如某核算科室的收入与该科室的成本费用相配比，某会计期间的收入与该期间的成本费用相配比。

第八，一致性原则。医院各个会计期间成本核算所采用的方法、程序和依据应当保持一致，不得随意改变；若确有必要变更，则应当在财务报告中详细说明变更的原因及对医院财务收支的影响等情况。

第九，重要性原则。医院在成本核算过程中，对主要经济事项及费用应当分别核算、分项反映、力求精确；而对次要事项及费用，在不影响成本真实性的前提下，可以适当简化处理。

四、医院成本核算的基本方法

"随着医疗改革的深入开展，医疗卫生市场面临着更加激烈的竞争，医院需要注重提高经济管理的效率和质量。加强成本核算便是医院提升经济管理水平的重要手段，是实现医院的经济效益和社会效益最大化的必由之路"。

（一）明确成本核算对象

成本核算对象是指成本归属的对象，或者说是费用归集的对象。核算单元是基于医院业务性质及自身管理特点而划分的成本核算基础单位。科室成本核算是以医院的科室（班组）为基本核算单元，核算范围包括医院所有的科室、班组、职能部门。每个核算单元能单独计量相应的收入、归集各项成本费用，科室成本核算的核算单元具体分为以下四类：

第一，临床服务类科室（以下简称临床类科室），指直接为病人提供医疗服务，并能体现最终医疗结果、完整反映医疗成本的科室，包括门诊、住院等科室。

第二，医疗技术类科室（以下简称医技类科室），指为临床类科室及病人提供医疗技术服务的科室，包括放射、超声、检验、血库、手术、麻醉、药事、实验室、临床营养等科室。

第三，医疗辅助类科室（以下简称医辅类科室），指服务于临床类和医技类科室，为其提供动力、生产、加工、消毒等补助服务的科室，包括消毒供应、病案、门诊挂号收费、住院结算等科室。

第四，行政后勤类科室（以下简称后勤类科室），指除临床类、医技类和医辅类科室之外，从事行政后勤业务工作的科室，包括行政部门、后勤班组等科室。

另外，大型综合性医院往往承担大量的科研教学工作，对于科研教学部门，可作为独立的业务部门进行成本核算。

（二）确定成本核算内容

医院成本核算包括收入、成本、工作量和资源投入四大要素，在开展科室成本具体核算时，需要以科室为单位，确定这四项要素的具体核算内容。

1. 科室的收入

在开展科室成本核算时，对于不同类型的科室，应确定不同的收入核算内容。一般而言，临床类科室中的门诊、住院科室作为直接收治病人的科室，其诊疗病人发生的所有收入均体现为科室的收入。而医技类科室作为协作科室，所发生的医疗服务项目收入，可作为科室的协作收入核算。同时，核算医技类科室的协作收入，需要深入核算各医技类科室对应每个临床类科室的协作收入，这既是对医技类科室进行成本管理的必要数据，也是将医技类科室成本往临床类科室分摊的重要分摊参数。

另外，如果医院内部的医辅类科室和后勤类科室针对对内提供的服务建立了内部服务价格管理模式，就可按此作为内部服务收入核算。

①临床类科室（门诊、住院）收入的核算内容：病人发生的所有医疗收入。

②医技类科室（影像检查、检验、手术、麻醉等）收入的核算内容：支持临床类科室对病人进行诊疗发生的协作医疗收入。

③医辅类、后勤类科室收入的核算内容：对部分建立了内部服务价格管理模式的科室，可按内部服务价格核算科室收入。

2. 科室的成本

根据《医院财务制度》，除明确不纳入医院成本核算范围的支出内容，其他各类支出均作为医院科室成本核算的内容。一般而言，要先把医院的各项支出归集到相应的科室作为科室成本，对于无法直接归集的支出，采用一定的参数分配计入。

3. 科室的工作量

因服务对象不同，各类科室的工作量指标也是各有差异的。在设计科室成本核算的总体方案时，要考虑需要的工作量指标有哪些，如何能获得过去的相应数据，要兼顾获取数据的成本与该数据使用带来的效用。

4. 科室的资源投入

科室的资源投入主要体现为：人员、设备和场地。一方面，成本的发生往往和资源的投入相匹配，资源要素是成本分摊的重要参数；另一方面，在医疗资源稀缺的情况下，有必要从不同类型科室的角度分析其资源投入的情况以及对资源占用的情况、使用资源的效率，结合成本水平的分析，发现存在的问题，并作出相应的调整，以起到优化资源配置的作用。

一般而言，人员数、资产设备价值、房屋面积和床位数是基本的核算指标。但随着核算的深入，一方面，对间接资源的消耗核算应该逐步建立起来，例如，手术室占用时间、诊间出诊工时和监护室占用床日数等；另一方面，对直接投入资源的核算，需要针对资源的特点进一步细分，例如，人员数量可细分为拥有不同专业类型的人员数量和不同级别职称的人员数量，而房屋面积则可细分为医疗用房面积与非医疗用房面积。

（三）归集成本核算数据

确定了核算的内容后，需要进一步收集这些核算数据的明确口径，同时需要综合评估科室的收入、成本、工作量和资源投入等要素数据口径之间的匹配程度。基于此，可以考虑从相关性和重要性等方面选择合适的数据口径，然后将核算数据归集到各个核算科室中。

1. 收入的确认及归集

根据《医院财务制度》，医疗收入在医疗服务发生时依据政府确定的付费方式和付费标准确认。医疗业务具有一定的特殊性，经常会出现服务的发生与付费的时间点不一致的情况。以门诊病人为例，部分医疗服务是发生在收费行为之后，如一些门诊手术和检查，是病人交费后再预约手术治疗或检查时间的，也有部分治疗是在一定周期内按既定的疗程去完成，但在治疗开始前就已经支付了整个疗程费用的。然而，住院病人一般是先支付住院押金，在完成所有治疗后，办理出院手续时才进行结账。结合权责发生制、重要性等原则，收入的确认可选择如下口径：

（1）门诊病人以付费时点、付费金额作为确认收入的依据，住院病人以在院期间每天的记账时点、记账金额作为确认收入的依据。

目前较多的医院采用上述收入确认口径。因大部分医院的信息系统对于收费信息的记录是比较完整的，所以容易获取科室的收入数据。但是，从具体的科室来看，当医疗服务的发生时点与付费时点的差异较大且这种差异不均衡时，相应的收入与成本的匹配性就会减弱。

（2）门诊病人以医疗服务的发生时点、付费金额作为确认收入的依据，住院病人以医疗服务的发生时点、应收的收费金额作为确认收入的依据。

按医疗服务发生的时点进行收入确认，医院需要完善的信息系统，能在实际发生每项医疗服务时有相应的信息记录，同时也能将该项服务与收费行为相关联。当医疗服务的发生时点与付费时点的差异较大时，采用该口径确认收入，能更好地体现收入成本配比的原则。

医辅类、后勤类科室提供内部服务，若建立内部服务价格管理模式，则在内部服务发生时依据内部服务价格确认内部服务收入。

在明确收入确认的口径后，则需要将收入归集到相应的科室中。医疗收入归集时，如需要涉及医技类科室协作完成的收入，归集时应将这部分收入同时归集到开单的临床类科室、执行的医技类科室。

2. 成本的确认及归集

根据权责发生制原则，需对各类成本确认的口径进行梳理，明确确认成本的方法，然后将成本数据归集到各个核算科室。成本归集是指全院所有成本费用根据发生对象的不同，归集至相关的科室或部门。按照成本归集方式的不同，可分为直接成本和间接成本。

如水电费，若医院内部不是所有科室独立安装水表、电表，则可以以面积、人数作为分配系数，将水费、电费分配计算到各科室中。类似的费用还有物业管理费、排污费等。以下是具体各类成本的确认及归集方法：

①人员经费：按考勤状况对全院人员所在的核算科室进行定位，按员工个人发生的各项工资、福利、绩效工资、社会保险等费用直接计入核算科室的成本。

②药品费：按当期的药品进价、消耗药品数量（包括向病人开出处方、医嘱的可独立收费药品与科室的消耗性药品）计入核算科室的药品成本。若信息系统支持，可进一步分别按收费与不可收费，西药、中成药与中草药，门诊用药与住院用药等因素对药品进行分类核算，增加分类核算有助于加强对成本的分析与控制。

③卫生材料费：按当期的材料进价、消耗材料数量（包括可独立收费材料与不可收费材料）计入核算科室成本；在全面推行二级库存后，领用而未消耗的材料视同库存管理，不计入成本。若信息系统支持，可进一步分别按收费与不可收费、门诊与住院、材料发出仓库的不同、高值与低值等因素对卫生材料进行分类核算。对卫生材料的分类核算，尤其是区分高值与低值材料的核算，有助于加强对材料成本的控制与管理。

④固定资产折旧费：按照规定的固定资产分类标准和折旧年限建立固定资产管理制度，按会计期间、固定资产类别和品种将固定资产折旧核算到每一个核算科室中。其中，房屋类固定资产按核算科室的实际占用面积计提折旧，其他固定资产按核算科室占用固定资产的情况计提折旧。

⑤无形资产摊销费：如无形资产可明确受益的科室，应在无形资产预计使用年限内采用年限平均法分期平均摊销，将无形资产摊销费计入受益的科室。

⑥提取医疗风险基金：医疗风险基金按医疗收入的一定比例提取，因此可将此费用按住院、门诊科室的医疗收入的相应比例计算科室成本。

⑦其他费用：医院的各类运营、办公费用。其他费用的项目繁多，均按照权责发生制原则进行成本确认，从业务发生源头按科室进行采集。在实务操作中，因很多费用支付与成本责任的发生时间是不同的，这里需要把握重要性原则，对一些影响重大的成本，应采用待摊、预提的方式，合理计入当期科室成本。

3. 工作量与资源投入的核算归集

科室的工作量、资源投入要素的核算一般是按照当期发生的具体数额按科室进行归集，但在这一过程中，涉及的指标较多，尤其是不同类型的工作量指标是不同的，需要将每项指标的内容及数据采集口径定义清楚。其中，对于一些内部服务工作量，需要对提供服务的科室、接受服务的科室同时进行归集。

(四) 成本分摊

成本分摊是整个成本核算流程中工作量最大、难度也较大的一个环节。根据《医院财务制度》，各类科室成本应本着相关性、收支配比及重要性等原则，按照分项逐级、分步结转的方法进行分摊，最终将所有成本转移到临床类科室。

1. 成本分摊的基本流程

（1）一级分摊

后勤类科室费用分摊是将后勤类科室费用按人员比例向临床类科室、医技类科室和医辅类科室分摊，并实行分项结转。核算科室（临床类、医技类、医辅类科室）分摊的某项后勤类科室的费用=该科室职工人数÷除后勤类外全院职工人数×当期后勤类科室各项总费用。

（2）二级分摊

医辅类科室成本分摊是将医辅类科室成本向临床类科室和医技类科室分摊，并实行分项结转，分摊参数可采用收入比重、工作量比重、占用面积比重等。某临床类科室（或医技类科室）分摊的某医辅类科室成本=该科室医疗收入÷全院总医疗收入（或工作量比重、占用面积比重）×当期某医辅类科室各项总成本。

（3）三级分摊

医技类科室成本分摊是将医技类科室成本向临床类科室分摊，分摊参数采用收入比重、工作量比重等，分摊后形成门诊、住院临床类科室的成本。某临床类科室分摊的某医技类科室成本＝该临床类科室确认的某医技类科室收入÷某医技类科室总收入（或工作量比重）×当期医技类科室各项总成本。

2. 成本分摊的主要参数

如何选择相关性较强的分摊参数是成本分摊过程中的难点。下面列举了各级成本分摊中部分相关性较强的参数：

（1）部分后勤类科室成本分摊参数

维修班组：维修工时、维修次数等。

百货仓库：人员、领用百货次数等。

保安队：面积。

行政部门：人员、面积等。

（2）部分医辅类科室成本分摊参数

挂号组：挂号人次、挂号收入。

门诊收费组：门诊量、门诊收入。

住院结账组：床位、出院人数等。

供应室：发出消毒品的数量。

病案室：床位、出院人数等。

被服组：洗涤数量。

预约中心：预约人数。

（3）部分医技类科室成本分摊参数

影像检查科：检查收入、检查人次等。

手术室：手术量、手术收入、手术时间等。

麻醉科：麻醉例数、麻醉收入、麻醉时间等。

输血科：发出血制品数量、配型工作量。

五、医院核算工作效率提高的方法

（一）参与数据系统建设

1. 建立 HIS 系统

医院根据各种需求逐步建立以医院信息系统（HIS 系统，包括门诊、住院、医技、手术麻醉等业务系统）为核心的信息系统。该系统为成本核算提供了必要的信息化支持，如医嘱系统等。各个 HIS 系统通过采集、整理和列表的过程，将成本核算系统需要的信息展示出来，为成本核算系统提供相关信息。

若医院的 HIS 系统、财务软件和成本核算系统之间信息传递不通畅，形成信息孤岛，将为成本核算工作带来很大难度，因此，完善医院成本核算系统，同步参与业务系统的建设，是提高核算工作效率的方法之一。

2. 建立库房系统

成本核算的范围大小、深度取决于是否取得及时而准确的信息。因此，把物资管理系统与门诊、住院或各技术诊断系统集成，既真实反映医疗业务的支出，又不增加业务科室的工作量，还为医院控制支出提供了依据。

医院的各项业务活动过程，是使用和消耗各类物资的过程，物资从进入医院开始，通过系统对部门领用、消耗等各个环节进行全程跟踪、分析，是医院控制成本及病人费用的有效手段。

例如，术中需要使用许多高级的卫生材料，若没有记录清楚各种材料的实际使用情况，笼统地采用分摊的方法，将对科室核算数据的准确性产生较大的影响。通过线上手术系统，并对手术室的卫生材料进行二级库管理，准确记录每一例病人使用的卫生材料，则可以准确核算出各个科室在手术室产生的手术收入、支出情况。

3. 建立核算系统

（1）搭建符合医院实际情况的核算系统框架

随着医院对核算工作的精细化要求越来越严格，要想深入开展核算工作，单纯靠手工核算将难以为继。因此，必须借助信息化的手段，搭建符合医院实际情况的核算系统框架，逐步提升核算的自动化程度，提高核算工作的效率，适应医院的发展。只有构建灵活强大的核算系统，才能满足医院的不同核算需求。

（2）逐步实现数据采集的自动化功能

医院的信息化建设是根据医院的实际情况逐步实现的。同样，核算系统的建设也需要经历一个逐步完善的过程。核算系统的自动化建立在医院其他已上线系统的基础上。虽然核算系统不可能一上线就非常完善，全部的功能都实现自动化，但医院可以在建设系统的时候预留数据接口，待其他相关系统建设完成，则可快速实现对接，提升自动化程度。

（3）搭建支持多个核算方案的核算系统

由于核算目的不同，全成本核算方案、内部分配核算方案对核算数据的处理方法也不尽相同。这就要求核算系统能够支持多个核算方案，包括收入的核算、成本的核算等。因此，核算系统需要根据不同的核算方案分别进行设置。

第一，对收入核算的处理。在全成本核算方案下，临床类科室应核算所有的收入，包括需要医技类科室协作完成的收入。而医技类科室在核算其收入时，也包含临床类科室完成的所有收入。

在内部分配核算方案下，对于医技类科室协作完成的收入，在部分医院中，出于对内部分配的平衡、内部管理有效性的考虑，可能按各方协商确定的比例对收入进行划分。

第二，对成本核算的处理。在全成本核算方案下，临床类科室由于核算所有的收入，故也应核算所有的成本，包括在手术室产生的成本、医技类科室协作成本、后勤辅助科室成本、管理部门成本等，根据四级分摊方法，逐一核算分摊至临床类科室中。

在内部分配核算方案下，根据不同医院的管理需要，对各种成本的处理将变得十分灵活。如科室的奖金支出、部分折旧费不纳入科室核算，这就要求在核算系统中进行灵活设置。要达到这样的效果，必须从成本的采集、待摊成本的设置、分摊方法的选择上，均进行独立设置。

（二）设计多维度核算数据报表

通过核算系统，数据的处理过程在系统后台进行。如何验证系统对数据处理是否正确，则需要设计多维度的核算数据报表。

1. 收入维度

根据收入是否已进行处理，可以把收入分为原始收入、核算收入。

原始收入：根据各个系统原始采集、录入的收入。

核算收入：根据定义的核算规则，进行核算处理的收入。如手术收入根据执行科室进行交叉划转。

2. 成本维度

根据成本是否已进行处理，可以把成本分为原始成本、核算成本，并且可以对核算成本中各科室的摊入成本及待摊成本进行查询。

原始成本：根据各个系统原始采集、录入的成本。

核算成本：根据定义的核算规则，进行核算处理后的成本。如电费根据面积分摊计入相应的科室。

第一，摊入成本查询：根据设置的分摊步骤，查询某核算单元摊入的相应成本。第二，待摊成本查询：根据设置的分摊步骤，查询某待摊成本实际摊出的情况。

3. 核算报表维度

综合体现核算单元在某核算方案下，经过定义的核算规则核算后的收入、支出情况。

4. 手工数据的填报格式及填报要求

（1）提供统一的报表格式

医院的 HIS 系统是在满足医疗需求的基础上结合流程优化的要求建立起来的，不一定能够提供所有的核算基础数据。在系统建立、完善的过渡时期，就需要各部门通过手工填报核算所需数据。例如，产妇到门诊进行胎监，胎监的设备在产房，因此，相关部门需将产科门诊产妇的这部分工作量和收入手工调整至产科病区。为了提高汇总数据的效率，核算部门需将统一的手工报表填报格式提供给科室，要求科室每月按时提交报表。

（2）明确填报部门的责任

由于各部门填报的数据决定了核算结果的准确性，进一步影响绩效考核结果与医院管理决策，因此，财务部门要求数据填报部门需对其所上报数据的真实性、完整性负责，若填报数据有误将影响科室核算结果，数据填报部门需向受影响科室解释说明并做出更正。

第二节　现代医院费用的管理与核算

一、医疗业务成本的核算

（一）医疗业务成本的核算内容

医疗业务成本核算指医院开展医疗服务及其辅助活动发生的各项费用，包括人员经费、耗用的药品及卫生材料费、固定资产折旧费、无形资产摊销费、提取医疗风险基金和其他费用，不包括财政补助收入和科教项目收入形成的固定资产折旧和无形资产摊销。

本科目应设置"人员经费""卫生材料费""药品费""固定资产折旧费""无形资产摊销费""提取医疗风险基金""其他费用"等一级明细科目，并按照各具体科室进行明细核算，归集临床服务、医疗技术、医疗辅助类各科室发生的、能够直接计入各科室或采用一定方法计算后计入各科室的直接成本。医疗业务成本的主要账务处理如下：

第一，为从事医疗活动及其辅助活动人员计提的薪酬、福利费等，借记本科目（人员经费），贷记"应付职工薪酬""应付福利费""应付社会保障费"等科目。

第二，计提的医疗风险基金，按照计提金额，借记本科目（提取医疗风险基金），贷记"专用基金—医疗风险基金"科目。

第三，开展医疗活动及其辅助活动中发生的其他各项费用，借记本科目（其他费用），贷记"银行存款""待摊费用"等科目。

期末结账后，本科目应无余额。

（二）医疗业务成本的核算方法

1. 人员经费

人员经费的核算，主要是将医院在医疗运营过程中发生的医疗业务人员的薪酬支出、福利补助等计入医疗业务成本等，如基本工资、津贴补贴、奖金、社会保障缴费等。

根据《政府收支分类科目》中的支出经济分类科目，"人员经费"一般包括"工资福利支出"和"对个人和家庭的补助"两个二级明细科目。

"工资福利支出"一般包括"基本工资""津贴补贴""奖金""社会保障缴费""伙食补助费""绩效工资""其他工资福利支出"等三级明细科目。

"对个人和家庭的补助"一般包括"抚恤金""生活补助""救济费""医疗费""助学金""奖励金""住房公积金""提租补贴""购房补贴""住房补贴""其他对个人和家庭的补助"等三级明细科目。

2. 耗用的药品及卫生材料费

开展医疗活动及其辅助活动时，内部领用或销售发出的药品、卫生材料等，按其实际成本，借记本科目（卫生材料费、药品费），贷记"库存物资"科目。

（1）药品费的核算

第一，药品明细科目的设置。药品成本作为医院运行过程中的重要成本，其确认与计量十分重要。为了今后能划清明细支出，满足各级各类检查及财务分析的需要，应尽可能将药品分类确认清楚，设立具体的明细科目，可包括以下内容：

用以确认医院销售发出的药品的明细科目。与医疗收入配比，在"医疗业务成本—药品费"下设置二级明细科目"销售成本"，在"销售成本"下设三级明细科目"门诊药品费"和"住院药品费"。在"门诊药品费""住院药品费"下分别设置四级明细科目"西药费""中成药费""中草药费"。

用以确认医院日常消耗且无法单独向患者收费的药品的明细科目。在"医疗业务成本—药品费"下设置二级明细科目"消耗药品费"。在"消耗药品费"下设三级明细科目"西药消耗""中成药消耗"及"中草药消耗"。

用以确认使用自筹配套资金的科研、教学项目耗用药品的明细科目。在"其他费用—其他商品和服务支出—自筹科教经费"下设置明细科目"科研消耗药品""教学消耗药品"进行核算。

用以确认义诊、扶贫等活动而耗用的无法向患者收费的药品的明细科目。在"医疗业务成本—药品费"下设置二级明细科目"义诊扶贫药品费"。

医院还可根据自身核算需要与管理要求,在"医疗业务成本—药品费"下设置其他明细科目。

第二,药品成本的计量。按制度规定,药品在发出时,应当根据实际情况采用个别计价法、先进先出法或者加权平均法来确定实际成本。由于计算机系统的普及,医疗机构具备采用计算机对药品进行管理的条件,基本具备采用个别计价法核算发出药品、结转药品成本的条件。

在确认销售发出、消耗领用、科教项目领用、特殊用途消耗药品时,应按照实际成本,借记"医疗业务成本""待冲基金"等科目,贷记"库存物资—药品"。

第三,药品费结转实例。因《医院会计制度》在库存物资的药品下设"药库""药房"两个明细科目进行核算,本部分成本结转遵从该分类规则。

药库药品费结转。药库的职能主要在于储存采购入库药品,调拨发出至药房。由于其不直接面对患者销售,向患者销售发出的药品成本结转主要在药房进行。有的医院因操作习惯等原因,也会从药库直接向最终使用者发出药品,如放射性特殊药品。

药房成本结转:①医院销售发出、向患者收取费用的药品成本结转。医院应在计算机系统中将门诊、住院销售的药品区别开来,在月末进行成本归集时,按照门诊、住院归集成本;②医院日常消耗,且无法向患者收费的药品成本结转。在医院的日常运作中,有些医疗服务价格已包含药品费在内,这些医疗服务所消耗的药品无法单独向患者收费，应单独设立明细科目核算。

（2）卫生材料的核算

第一，卫生材料明细科目的设置。医院卫生材料是医院临床科室、医技科室在为病人诊疗、检验、检查过程中使用而消失或改变实物形态的物品，是医院开展医疗工作的物质基础之一，也是流动资产的重要组成部分。为了保证核算质量，财会部门的明细分类账与物资管理部门的明细账应定期进行核对，及时处理账账不符或账实不符问题。

卫生材料成本是医院运行过程中的重要成本，为了能明确成本、满足财务管理及分析需要，应尽可能进行明细核算，设立具体的明细科目。包括以下内容：

用以确认医院提供医疗服务发出的卫生材料的明细科目。按照卫生材料的分类，在"医疗业务成本—卫生材料费"下设置二级明细科目"低值易耗品""医用耗材""试剂"和"其他卫材"，上述二级明细科目下可按医院实际管理需要设置"介入类""植入类"等三级明细科目进行核算。

用以确认使用自筹配套资金的科研、教学项目耗用卫生材料的明细科目。在"其他费用—其他商品和服务支出—自筹科教经费"下设置二级明细科目"科研消耗卫材""教学消耗卫材"进行核算。

用以确认义诊、扶贫等活动而耗用的无法向患者收费的卫生材料的明细科目。在"医疗业务成本—卫生材料费"下设置二级明细科目"义诊扶贫卫材费"。

医院还可根据自身核算需要与管理要求，在"医疗业务成本—卫生材料费"下设置其他明细科目，如用来确认为各种会议、活动（如亚运会）提供医疗保障备用卫生材料的明细科目，等等。

第二，卫生材料费结转实例。在确认销售发出、科教项目消耗、特殊用途消耗卫生材料时，应按照实际成本，借记"医疗业务成本""科教项目支出"等科目，贷记"库存物资—卫生材料"。

3. 资产折耗

医疗业务成本中的资产折耗主要是固定资产折旧和无形资产摊销。主要账务处理如下：

（1）固定资产折旧

为开展医疗活动及其辅助活动所使用固定资产，按应计提的金额，借记"医疗业务成本"科目，贷记"累计折旧"科目；经营出租的固定资产，按应计提的金额，借记"其他支出"科目，贷记"累计折旧"科目；行政管理部门使用的固定资产，按应计提的金额，借记"管理费用"科目，贷记"累计折旧"科目；为自制药品、卫生材料所使用固定资产，按应计提的金额，借记"在加工物资"科目，贷记"累计折旧"科目；财政补助、科教项目资金形成的固定资产计提折旧时，按照财政补助、科教项目资金形成的金额部分，借记"待冲基金"，贷记"累计折旧"。

（2）无形资产摊销

按月计提无形资产的摊销时，需要按无形资产的服务对象，计入"医疗业务成本""待冲基金""管理费用"等。

4. 提取医疗风险基金

提取的医疗风险基金，按照计提金额，借记本科目（提取医疗风险基金），贷记"专用基金—医疗风险基金"科目，医院购买商业医疗保险或者进行医疗赔偿时，借记本科目，贷记"银行存款"等科目。所提取的医疗风险基金不足支付时，按照超出部分的金额，借记"医疗业务成本"科目，贷记"银行存款"等科目。

5. 其他费用的管理与核算

"其他费用"科目用来核算开展医疗活动及其辅助活动中发生的其他各项费用，应参照《政府收支分类科目》中"支出经济分类科目"的相关科目进行明细核算，具体包括办公费、印刷费、咨询费、手续费、水费、电费、邮电费、取暖费、物业管理费、交通费、差旅费、出国费、维修（护）费、租赁费、会议费、培训费、招待费、劳务费、委托业务费、工会经费、福利费等。

为了真实地反映各个期间医院的经营状况，其他费用的核算也应遵循权责发生制的要求，其确认期须与受益期配比，而不能仅按结算时间一次性列支。如物业管理费的结算，由医院主管部门确认服务量及支出后，交由财务部门挂账，实际支付时再冲销；若医院信息系统支持，还可以在合同系统中设定相关费用的待摊、预提功能，在合同签订后即按受益期列支各项费用。

二、财政项目补助支出的管理与核算

财政项目补助支出，是指使用财政项目补助（包括当年取得的财政补助和以前年度结转或结余的财政补助）发生的支出，包括购建专款、修缮专款等指定项目或用途的支出等。对项目支出必须按照规定的用途专款专用，并坚持先收后支、量入为出的管理原则。

本科目应当按照《政府收支分类科目》中"支出功能分类科目"的"医疗卫生""科学技术"等相关科目及具体项目进行明细核算。

（一）财政直接支付方式下的核算

第一种，发生财政补助项目支出时。

借：财政项目补助支出。

贷：财政补助收入—项目支出。

借：库存物资/基建工程/在建工程/固定资产/无形资产等。

贷：待冲基金—待冲财政基金。

第二种，补助形成的固定资产折旧、无形资产摊销。

借：待冲基金—待冲财政基金。

贷：累计折旧/累计摊销。

（二）财政授权支付方式下的核算

第一种，收到授权支付到账额度时。

借：零余额账户用款额度。

贷：财政补助收入。

第二种，发生财政补助支出时。

借：财政项目补助支出。

贷：零余额账户用款额度。

借：库存物资/基建工程/在建工程/固定资产/无形资产等。

贷：待冲基金—待冲财政基金。

第三种，补助形成的固定资产折旧、无形资产摊销。

借：待冲基金—待冲财政基金。

贷：累计折旧/累计摊销。

（三）其他方式下的核算

发生财政项目补助支出时，按照实际支付的金额，借记本科目，贷记"银行存款"等科目；对于为购建固定资产、无形资产、库存物资发生的支出，还应借记"在建工程""基建工程""固定资产""无形资产""库存物资"等科目，贷记"待冲基金—待冲财政基金"科目。

期末，将本期科目的余额结转入财政补助结余（转），借记"财政补助结余（转）—财政补助结转（项目支出结转）"科目，贷记本科目。

三、科教项目支出的管理和核算

"科教项目支出"科目核算医院使用除财政补助收入以外的科研、教学项目收入开展科研、教学项目活动所发生的各项支出。

本科目应设置"科研项目支出""教学项目支出"两个明细科目，并按具体项目进行明细核算。以下支出在"医疗业务成本"科目核算，不在本科目核算：医院使用自筹配套资金发生的科研、教学支出，以及作为医疗辅助活动开展的，不与《医院会计制度》规定的特定"项目"直接相关的科教活动发生的相关人员经费、公用经费、资产折旧（摊销）费等费用。科教项目支出的主要账务处理如下：

第一，使用科教项目收入发生的各项支出，按实际支出金额，借记本科目，贷记"银行存款"等科目；形成固定资产、无形资产、库存物资的，还应同时借记"固定资产""无形资产""库存物资"等科目，贷记"待冲基金—待冲科教项目基金"科目。

第二，期末，将本科目余额转入科教项目结转（余），借记"科教项目结转（余）"科目，贷记本科目。

医院使用外部科教项目资金购置固定资产、无形资产的，应当在将相关购置支出资本化的同时，对所购置的资产计提折旧或摊销，折旧或摊销额冲减"待冲基金—待冲科教项目基金"科目。

四、管理费用的管理与核算

管理费用主要核算医院行政及后勤管理部门为组织、管理业务活动所发生的各项费用。为了严格监督管理费用的发生情况，努力节约管理费用开支，严格控制管理费用在医院总费用的比重，对管理费用应按不同的对象和规定的费用进行明细分类核算，据以考核管理费用预算执行的过程和结果，不断提高医院的管理水平。

管理费用核算医院行政及后勤管理部门为组织、管理医疗、科研、教学业务活动所发生的各项费用，包括医院行政及后勤管理部门发生的人员经费、公用经费、资产折旧（摊销）费等费用，以及医院统一负担的离退休人员经费、坏账损失、银行借款利息支出、银行手续费支出、汇兑损益、聘请中介机构费、印花税、房产税、车船使用税等。

为购建固定资产取得的专门借款，在工程项目建设期间的借款利息应予资本化，不在本科目核算；在工程完工交付使用后发生的专门借款利息，在本科目核算。

使用财政基本补助发生的归属于管理费用的支出，在本科目核算；使用财政项目补助发生的支出，在"财政项目补助支出"科目核算，不在本科目核算。

本科目应设置"人员经费""固定资产折旧费""无形资产摊销费""其他费用"等一级明细科目。

"人员经费"和"其他费用"一级明细科目下可根据本科目的核算内容、参照《政府收支分类科目》中"支出经济分类"款级科目设置二级明细科目，进行明细核算。

医院应当在本科目下设置"财政基本补助支出"备查簿，按《政府收支分类科目》中"支出功能分类科目"以及"支出经济分类科目"的相关科目，对各项归属于管理费用的财政基本补助支出进行登记。

第四章　现代医院资产管理

第一节　固定资产的分类与折旧

一、固定资产的概念和分类

（一）固定资产的概念

固定资产是指一般设备单位价值在 500 元以上，专业设备单位价值在 800 元以上，使用期限在 1 年以上，并在使用过程中基本保持原有物质形态的资产。单位价值虽未达到规定标准，但耐用时间在 1 年以上的大批同类物资，应作为固定资产管理。

作为固定资产入账的设备，必须具备以下两个条件：使用年限在 1 年以上的时间标准和单位价值一般设备在 500 元以上，专业设备在 800 元以上的价值标准。凡不具备上述两个条件的设备，应计入低值易耗品进行核算。但是，在实务操作中，价值标准不是绝对的。有些设备，虽然单位价值高于规定的标准，但容易损坏或者更换频繁，也不应作为固定资产管理，例如有些专用工具和玻璃器具等。有些设备，虽然低于规定的单位价值，但使用期限较长，应列为固定资产进行核算。

（二）固定资产的分类

医院应当根据固定资产的定义，结合本单位的具体情况，判定一项资产是否应计入固定资产，制定符合本单位实际情况的固定资产目录，并结合本单位的实际情况对固定资产进行分类。

1. 按照固定资产标准分类

医院固定资产一般分为五类：房屋及建筑物、专业设备、一般设备、图书、其他固定资产。

（1）房屋及建筑物

房屋及建筑物指医院拥有占有权和使用权的房屋及建筑物及其附属设施。其中，房屋包括门诊、病房、影像室、药学部等业务用房，库房、职工宿舍用房、职工食堂、锅炉房等；建筑物包括道路、围墙、水塔等；附属设施包括房屋、建筑物内的电梯以及通信线路、输电线路、水气管道等。

（2）专用设备

专用设备指医院根据业务工作的实际需要购置的，单位价值在 800 元以上，具有各种专门性能和专门用途的设备，如医院的仪器、设备、医疗器械等。

（3）一般设备

一般设备是指医院用于业务工作的通用型设备，如办公用的家具、交通工具等。

（4）图书

图书是指医院保存的统一管理使用的业务用书，如图书馆（室）、阅览室的各类工具书、专业图书及期刊等。

（5）其他固定资产

其他固定资产是指以上各类未包含的固定资产。

2. 固定资产其他分类方法

（1）按照是否参与医院的医疗服务划分

按照是否参与医院的医疗服务可以将固定资产分为经营用固定资产和非经营用固定资产两类。

经营用固定资产指那些直接用于医疗服务的各类固定资产，如专业设备、办公用房、一般设备和运输设备等。

非经营用固定资产指那些不直接用于医疗服务的各类固定资产，如职工住宅以及公用事业、文化生活等方面的固定资产。

固定资产的这种分类，可以反映医院经营用固定资产和非经营用固定资产的构成情况，医院可根据这种分类对固定资产实施不同的管理政策。这种分类也为医院正确计算固定资产折旧提供了重要依据。

（2）按使用状态的不同划分

按使用状态的不同分为在用的固定资产、未使用的固定资产、待报废的固定资产。

在用的固定资产指医院在医疗服务中正常使用的各种固定资产。

未使用的固定资产指医院尚未投入使用的新增固定资产和各种停止使用的固定资产。

待报废的固定资产指使用年限已满或不适合于医院医疗服务而等待处理的固定资产。

（三）固定资产的计价

在医院固定资产计价核算中，通常采用下列几种计价方法。

1. 原始价值

固定资产的原始价值也称为原值或原价，是指医院建造、购置或以其他方式取得固定资产所支付的实际价款，实际成本包括购建价、运输费、安装费、保险费等。

2. 重置完全价值

重置完全价值也称为重置价值，是指按当前生产条件，重新建造、购置和安装相同的、全新的固定资产时，所需的全部支出。

当医院盘盈或接受捐赠的固定资产无法确定其原始价值时，可以按重置价值入账。对于捐赠的固定资产，若捐赠者提供有关价款的凭证时，可根据凭证记账；接受捐赠过程中发生的有关税费，应当计入固定资产价值。

3. 折余价值

折余价值也称为净值，是指固定资产的原值减去已提折旧后的余额，它是指固定资产的现有价值。

固定资产的计价原则是由《医院财务制度》规定的，医院必须严格执行，如实反映固定资产的原始投资或原始成本。对于已经入账的固定资产的价值不得随意变动。只有在下列情况下，才能对固定资产账面价值进行调整：①根据国家规定对固定资产价值重新估价。②增加补充设备或改良装置。③将固定资产的一部分拆除。④根据实际价值调整原来的暂估价值。⑤发现原记账的固定资产价值有重大错误。

（四）固定资产账卡设置、固定资产核算凭证和固定资产标签管理

1. 固定资产账卡设置

财务部门和财产管理部门要分别建立账卡。财务部门在总账上设置"固定资产"总账科目，控制固定资产的总值，并根据固定资产的分类设置固定资产一级明细账，财产管理部门只设置固定资产二级明细账、在用固定资产登记卡。固定资产登记卡详细记载固定资产的购入、修理、转移、停用等情况，为固定资产的增减记录以及折旧的提取等管理事项提供依据，在固定资产管理中起着相当重要的作用。

2. 固定资产核算凭证

固定资产管理核算凭证是记载固定资产增减的原始凭据，是固定资产财务处理的依据。主要包括固定资产验收单、固定资产领用单、固定资产损废报告单等单据。

（1）固定资产验收单

固定资产增加时，根据发票和验收实物的实际情况填制固定资产验收单。财产管理部门填制验收单后，随批准手续报财务部门审核入账。

（2）固定资产领用单

各使用部门领用固定资产时填制固定资产领用单。领用单用于财产管理部门内部，此单一式三联，一联交资产管理部门做调整"在用固定资产登记卡"的依据，一联交财务部门，一联由使用单位或个人留存。

（3）固定资产损废报告单

各类固定资产由于使用磨损或非常事故造成损失，不能继续使用时，由财务

部门和资产管理部门报请上级主管部门、财政部门审批时填制固定资产损废报告单。

财务部门根据固定资产验收单、固定资产损废报告单登记固定资产总账、明细账增加或减少；资产管理部门根据固定资产验收单、固定资产损废报告单登记固定资产明细账，同时，增撤固定资产卡片。固定资产在内部使用单位或个人之间转移时，只调整卡片，不登记固定资产明细账。

3. 固定资产标签管理

为了便于固定资产管理，财务部门应按资产类型及时对每台固定资产进行编号，贴上标签，并将有关资料交由办公室备案。固定资产标签应该记载固定资产编号、名称、使用部门等内容，固定资产编号应该与固定资产明细账一一对应。固定资产标签应该贴在固定资产的明显位置，以易于查看和管理部门的检查。年末由财务部门协同管理部门对固定资产进行清查盘点，核对固定资产数量和使用状态。

二、固定资产折旧管理

固定资产折旧是指固定资产在使用中由于损耗而转移到成本费用中的那部分价值，是固定资产价值的一种补偿方式。固定资产的损耗包括有形损耗和无形损耗。有形损耗是指固定资产在使用过程中发生的价值上的损失，如设备的磨损等。无形损耗是指由于技术进步而使设备贬值所形成的损失。固定资产提取折旧的范围包括房屋及建筑物、专业设备、一般设备、图书和其他固定资产。固定资产折旧在医院中是以提取修购基金的形式反映出来的。固定资产按账面价值的一定比率提取修购基金用于更新。具体的比率由医院根据固定资产原值和使用年限核定，报卫生主管部门备案或批准后执行。比率一经确定，除有特殊情况外不得随意变动。

（一）修购基金的提取规则

固定资产的类别不同，修购基金的提取比率也有区别。

1. 房屋及建筑物

根据现有房屋及建筑物的建筑时间，分别采用不同的修购基金提取年限，其中：20世纪60年代以前投入使用的房屋及建筑物修购基金提取年限为10年，20世纪70年代的提取年限为20年，20世纪80年代的提取年限为30年，20世纪90年代以后竣工投入使用的房屋及建筑物，提取修购基金的年限一律定为40年。

2. 专用设备

专用设备的分类及修购基金的提取年限见表4-1。

表4-1　医院专用设备修购基金提取年限表

设备名称	折旧年限	备注
医用电子仪器	5	心电图、脑电图、肌电图、监护仪器、起搏器等
医用高频仪器设备	5	高频手术、高频电凝、高频电灼设备等
物理治疗及体疗设备	5	电疗、光疗、体疗、水疗、蜡疗、热疗设备等
生化分析仪	5	电泳仪、色谱仪、自动生化分析仪等
化验设备	5	高频手术、高频电凝、高频电灼设备等
体外循环设备	5	人工心肺机、透析机等
手术急救设备	5	手术台、麻醉机、呼吸机、吸引器等
其他	5	以上未包括的医药专用设备等
光学仪器及窥镜	6	验光仪、裂隙灯、手术纤维镜、内窥镜等
中医仪器设备	6	脉相仪、舌色相仪、经络仪、穴位治疗机
医用磁共振设备	6	永磁型、常导型、超导型等
医用X线设备	6	普通X光线机、CT、造影机、数字减影机、X光刀
医用核素设备	6	核素扫描仪、SPECT、钴60机等
口腔设备	6	牙钻、牙科椅等
消毒设备	6	各类消毒器、洗刷机、冲洗机等
医用超声仪器	8	A超、B超、M超、UCT、超声净化设备
高能射线设备	8	直线、感应、回旋、正电子加速器等
病房护理设备	10	病床、推车、婴儿暖箱、通信设备、供氧设备等
激光仪器设备	10	激光诊断仪、激光治疗仪、激光检测仪等
病房护理设备	10	病床、推车、婴儿暖箱、通信设备、供氧设备等

3. 一般设备

一般设备的分类及修购基金的提取年限见表4-2。

表 4-2 医院一般设备修购基金提取年限表

设备分类	折旧年限	备注
机械设备	5~15	洗涤设备、炊事用品、机床、空调、电梯、电动工具泵等
动力设备	10~12	锅炉及附属设备、配电柜、中央空调、不间断电源、稳压电源、发电机等
交通运输设备	6~12	大客车、中型客车、小轿车、铲运车、摩托车等
木器设备	10~15	办公家具、病床等
办公设备	4~10	电脑、打印机、速印机、音响设备、传真机、电教设备、通信设备

4. 图书

各类工具书、专业图书及期刊，单位价值在 20 元以上，修购基金提取年限为 3~5 年。

5. 其他固定资产

上述四类以外的固定资产，修购基金提取年限为 5~10 年。

(二) 固定资产提取折旧所遵循的原则

第一，增加的固定资产当月不计提折旧，从固定资产投入使用月份的次月起开始按月计提折旧；减少的固定资产当月仍计提折旧，从下一个月停止计提折旧。

第二，以经营租赁方式租入的固定资产不计提折旧。

第三，以融资租赁方式租入的固定资产需要计提折旧。

第四，已经提足折旧仍在用的固定资产不再计提折旧。

第五，提前报废的固定资产不再计提折旧。

(三) 折旧的计算方法

折旧的计算方法通常有平均年限法、工作量法、加速折旧法等，我们主要介绍这三种常用的折旧计算方法。

1. 平均年限法

平均年限法又称直线法，是按照固定资产的预计使用年限平均计算折旧额的一种方法。采用这种方法计算的折旧额每期是等额的。计算公式为：

$$月折旧额=固定资产原值×月折旧率$$

2. 工作量法

工作量法是以固定资产在使用年限内预计可完成的工作量为分摊标准，根据各期实际完成的工作量计算折旧的一种方法。采用这种方法计算折旧，各期折旧额的大小随工作量的变动而成比例变动。计算公式为：

年（月）折旧额=全年（全月）实际完成的工作量×单位工作量提取折旧额

3. 加速折旧法

加速折旧法又称递减折旧法。是指固定资产每期计提的折旧，在使用早期提得较多，在使用后期提得较少，以使固定资产的大部分成本在使用年限中加速得到补偿，从而相对加快折旧速度的一种计算折旧的方法。其特点一是折旧率高，二是折旧额逐步递减，主要适用于科技含量较高的电子类固定资产。现行财务制度规定，允许采用的加速折旧方法有双倍余额递减法和年数总和法两种。

（1）双倍余额递减法

双倍余额递减法是以不考虑固定资产净残值的直线法折旧率的双倍作为加速折旧率，乘以每期期初固定资产账面余额求得每期折旧额的一种方法，又称定率递减法。计算公式为：

$$月折旧额=固定资产原值×月折旧率$$

实行双倍余额递减法，因不考虑固定资产的残值收入，故在应用时应注意不能使固定资产的账面折余价值低于预计残值收入，应当在固定资产折旧年限到期前两年内，将固定资产账面余额扣减预计净残值后的净额平均摊销，最后两年对尚未提取的固定资产应提折旧部分采用直线法计提。

（2）年数总和法

年数总和法又称变率递减法，是以计提折旧的数额作为每年计提折旧的基数，乘以一个逐年递减的分数来计算年折旧率的一种方法。计算公式为：

年折旧额=（固定资产原值-预计净残值）×年折旧率

月折旧额=（固定资产原值-预计净残值）×月折旧率

这种方法的折旧基数是固定资产原值减去净残值后的余额，折旧率是一个递减分数，即以固定资产使用年限的各年数字之和为分母。例如，某项固定资产使用年限为 5 年，其分母为 15（1+2+3+4+5＝15），以上可使用年限为分子。

我国现行财务制度规定，单位一般应采用平均年限法或工作量法计算折旧。但对在国民经济中具有重要地位，技术进步快的电子生产企业、船舶工业，生产"母机"的机械工业、飞机制造企业、汽车制造企业、化工生产企业和医药企业及其他经财政部门批准的特殊行业的企业，其机器设备可以采用加速折旧法。

（四）固定资产折旧的会计处理

固定资产的折旧按照各使用部门实际占用的固定资产分别计算。提取修购基金时，借包括医疗成本、药品成本、辅助业务成本、管理费用；贷包括专用基金——修购基金。

第二节　专用设备与修购基金管理

一、专用设备管理

现代医院管理学将医疗设备分为诊断设备、治疗设备和辅助设备三大类，每类又分8~10小类。这些专业设备构成了医院的硬件基础，良好的专业设备管理是医院开展基本医疗服务的基础。

（一）专用设备的购置和归口管理

专用设备的购置是医院医疗设备管理系统的重要组成部分。应根据医院发展对专用设备的要求，作出专用设备的采购计划。专用设备的采购应在院长的直接领导下，由实际使用部门提出申请，经医疗设备管理部门作出采购计划并予以实施。

1. 专用设备的购置

使用部门应该了解有关采购专业设备的原则，参照卫生部门拟订的装备标准，提出申请。一般专业设备的采购应遵循经济原则、实用原则和技术原则。

（1）经济原则

所谓经济原则，是指按经济规律办事，讲求经济效益，力求用尽可能少的支出取得尽可能大的经济效益。医院专业设备的采购应遵循经济原则，实行计划管理，使专用设备能够在使用中发挥其最大价值。

（2）实用原则

所谓实用原则，是指应根据客观实际状况和未来发展方向来选择最为实用的方案。应从医院的现实需要出发，按照轻重缓急统筹安排，分期分批地更新设备，逐步充实配套，在有条件装备或引进设备时，则需从实际的原则出发，优先考虑基本设备，再考虑高、精、尖的设备。要充分发挥仪器设备的功能，力争投资少实用性大。

（3）技术原则

所谓技术原则，是指根据专用设备本身寿命的长短、效率的高低，合理选择医院能够使用并且能够为医院带来收益的设备。

2. 专用设备的归口管理

医院的专用设备采用归口分级管理，由财务部门、管理部门和使用部门三个部门分别行使不同的管理职能。

财务部门负责专用设备的账务管理，对专用设备设置总账和一级明细分类账。

设置专门的管理部门管理专用设备，建立健全各项管理制度及制定操作规程，对精密贵重的仪器设备，管理部门应制定具体操作规程，指定专人进行操作。管理部门负责二级明细分类账。管理部门要定期对固定资产进行清点、核实，按期报废，并与财务部门核对。

使用部门负责专用设备实物管理，对固定资产进行养护、定期检测或修理，确保专用设备完好和使用安全。使用部门负责建立固定资产台账和固定资产卡片。

医院购置大型医疗设备要科学论证，并按国家有关规定报经政府有关部门批准。对构建过程中形成的各类文件资料，管理部门必须及时收集、整理，妥善保管。

（二）专用设备的修理

专用设备由于日常使用中的磨损，其价值和使用价值都会不断降低，实物也会有所损坏。为了保持专用设备的工作能力，延长其使用寿命，保证其使用价值，使其处于良好的运行状态，充分发挥其使用效能，就必须要对专用设备进行经常性的维护和修理。

1. 专业设备的修理

对专用设备修理的管理，必须做好以下工作。

第一，加强日常维护保养工作，节约修理费用。医院应经常注意专用设备使用和运转情况，加强经常性的维护保养工作，及时发现隐患并进行检修，尽量避免专用设备重大损坏事故，减少因大规模修理停用而又花费大量修理费用的双重损失。同时，对修理工程的预算、工程进度、费用开支及成本计算，都要进行有效的监督，使修理工程按计划进行，并节约费用开支。

第二，合理处置修理费用。按现行财务制度规定，固定资产的修理费用一般应计入当期费用。如果当期修理的固定资产较多，发生费用较大，对当期的费用水平有较大影响时，可以采用分期摊销的方法进行处理，也可以采用预提费用的方法。当实际发生修理费支出时冲减预提费用。

2. 专业设备修理的管理

专业设备的修理按范围的大小、费用支出金额的多少和间隔时间的长短，可以分为大修理和中小修理，中小修理也可称为日常修理。专业设备应当按照不同的修理类别进行管理。

（1）日常修理

专业设备日常修理是为了维护和保证专业设备正常工作状态所进行的经常性修理工作。其特点是修理范围小，费用支出少，修理次数多，每次修理间隔时间较短。表现为对专业设备的局部维修、更换部分零部件等。专业设备发生的日常修理费用属于开展医疗业务活动所发生的支出，应当于实际发生支出时直接计入"医疗支出"科目。

（2）大修理

专业设备大修理是专业设备的局部更新，是专业设备在使用一定时期后，为保证专业设备的正常使用，对其主要部分或较多零件进行拆卸、更新、翻修等。同日常维修相比，大修理的特点是修理范围大，费用支出多，修理次数少，间隔时间长。大修理费用如果发生比较均衡，可一次性计入"医疗支出"科目，若修理费用数额较大或发生不够均衡，应当采用待摊或预提的方法，以便均衡各期的成本费用。

采用待摊大修理费用的办法进行专业设备大修理核算时，应将实际发生的费用借记"待摊费用"（摊销期1年以内）科目，贷记"银行存款"科目；根据大修理周期分月摊销时，借记"医疗支出"科目，贷记"待摊费用"科目。

预提大修理费用时，借记"医疗支出"科目，贷记"预提费用"科目。实际进行大修理时，按实际发生的大修理支出，借记"预提费用"科目，贷记"银行存款"科目。各期预提的数额应按预计发生的大修理费用和大修理周期合理确定。实际发生的大修理费用大于预提的大修理费用时，其差额可计入当月"医疗支出"中；若实际发生的大修理费用小于预提的大修理费用时，其差额可冲减修理当月的"医疗支出"。

（三）专用设备的盘点制度

医院应定期或不定期地对专用设备进行清查盘点，年度终了前应当进行一次全面清查盘点。

1. 盘点参与人员

为办理盘点，应设置盘点人、会点人及监点人。

盘点人：由专用设备使用部门担任，负责点计工作。

会点人：由会计部门或指派人员担任，负责盘点记录。

监点人：由医院院长视需要委派人员担任，负责盘点监督。

2. 盘点前的准备工作

医院应指定专人负责盘点筹划、人员安排等事宜，做好盘点前的准备工作。专用设备使用部门将准备盘点的专用设备预先准备妥当，备妥盘点用具。会计部门准备盘点表格。专用设备明细账、卡片应于盘点前登载完毕，如因特殊原因无法完成时，应由会计部门根据尚未入账的有关单据填制"结存调整表"，将账面数先行调整至正确的账面结存数。使用部门、财务部门准备好以后报院长审批，院长审批后签发"盘点通知"，通知各有关部门准备盘点。"盘点通知"应包含盘点日期、人员配置及注意事项。盘点一般安排在上班前或者下班后，或者其他不影响专用设备使用的时间进行。盘点期间除紧急情况外，应暂时停止固定资产的调拨。

3. 盘点程序

(1) 定期盘点

由会点人依实际盘点数翔实记录"盘点统计表"一式两份，盘点工作进行时对盘点的专用设备编列流水号码，由会点人与盘点人共同签注姓名、时间，如有更改，应经双方共同签认。盘点过程除记录专用设备的数量外，还要注意专用设备的使用状态，如专用设备是否在用，运行是否良好，保管是否妥善等，并进行详细记录。盘点完成后形成的"盘点统计表"一份交财务部门进行会计处理，一份使用部门留存。财务部门根据盘点形成的"盘点统计表"与专用设备明细账核对，核算盘点盈亏金额，编制"盘点盈亏汇总表"。

(2) 不定期抽点

医院可以视实际需要，随时指派专门的抽点人员对专用设备进行抽查盘点。抽点日期及项目，以不预先通知使用部门为原则。抽点程序与定期盘点相同，抽点时抽点人员会同经管部门及会计部门共同办理。抽点后形成的"盘点统计表"一式三份，一份交财务部门进行会计处理，一份使用部门留存，一份交抽点人员。

(3) 盘点报告

财务部门根据"盘点盈亏汇总表"及其他盘点记录编制盘点报告。盘点报告应载明盘盈、盘亏专用设备的名称以及金额或估价、使用状况等情况，并说明差异原因。盘点报告经由财务主管签署后报医院院长。盘盈的专用设备，经主管部门批准后按同类专用设备价值或重置完全价值增加专用设备和固定基金。专用设备盘亏及毁损，在按规定的审批程序报经主管部门批准后，扣除变价收入、保险公司和过失人的赔偿后，冲减固定基金。

（四）专用设备的清理报废

专用设备经过一定年限的使用后，因使用中的磨损以及技术进步等原因而丧失使用价值，或者继续使用在经济上不合算而需要报废。需报废的各种专用设备，必须由维修部门和有关专业人员进行鉴定，出具证明并报经单位负责人批准后方可报废。其变价净收入转入修购基金。大型精密贵重的设备、仪器报废和转让须经专业部门鉴定，报经主管部门、财政部门批准后方可报废。报废时由使用部门填写报废单，一式两份，随同待报废的专业设备一起送交器械科，办理报废手续。如因责任事故造成专业设备报废时，还应追究当事者责任。

二、修购基金的管理

（一）修购基金的概念

医院的净资产中包括专用基金。专用基金用来核算主管部门拨入以及医院内部形成的有专门用途的资金，包括修购基金、职工福利基金、住房基金、留本基金等。

购置费用于购置固定资产，修缮费用于固定资产的中小修及大修理。一级医院 5000 元以下的一次性修购费以及二、三级医院 10000 元以下的一次性修购费列支"业务支出——购置费或修缮费"，超出上述规定限额的大额修购费列支"专用基金——修购基金"科目。修购基金不足时，列支事业基金。

在确定修购基金提取比例时，国家有统一的规定，要按统一规定执行，国家没有统一规定的，要按财务管理权限，由财政部门和事业主管部门依照事业单位的规模和修缮购置的需要确定，尽可能保证修购基金达到一定的规模，并稳定地增长。

计提修购基金后，应专设账户进行管理和核算。应该指明的是，这里所指的账户是会计核算上的账户，并不是要求在银行开设专户。要按照修购基金的用途和使用范围安排支出，专款专用，支出不得超出资金规模，并保证修缮基金的使用合理、合法。

（二）"修购基金"与"累积折旧"的区别

现行《医院会计制度》对固定资产的标准、分类、计价及核算方法都作出了明确的规定，规定按固定资产账面价值的一定比率提取修购基金记入支出，即对固定资产不提取折旧，按账面价值的一定比率提取修购基金，并通过"专用基金———般修购基金"进行核算。这实际上是按固定资产提取折旧的办法来计算提取修购基金，此项规定在完善固定资产管理及核算，准确核算财务成果等方面起到了一定的改进作用。但"修购基金"不能等同于"累积折旧"，两者主要有以下几个区别。

1. 概念的区别

修购基金是指事业单位按规定提取或转入的用于固定资产的购置和修缮方面的资金，目的在于保证事业单位固定资产的更新和维护有一个相对稳定的资金来源。

累计折旧是指单位按照固定资产的原值和预计使用年限、预计净残值，采用一定的计算方法，按月计提，逐渐转移到产品价值中去的那部分固定资产的价值。它是固定资产的备抵科目，反映的是已转移或消耗的固定资产的价值。

2. 用途的区别

提取的修购基金和折旧都将作为单位现金流量的调增部分。但这部分增加的现金流量有不同的使用方法：修购基金，专门用于固定资产的购置和修缮；累积折旧并不形成专门用途的基金，对增加的现金流量单位有自由的支配权，可购买原材料，也可添置固定资产等。

3. 性质的区别

修购基金是为了积累固定资产的修购资金，累积折旧是为了收回已购固定资产的价值。不能认为单位提取修购基金就是计提固定资产的折旧，且两者在资产负债表中的位置不同，修购基金是净资产类科目，累积折旧是资产类科目。

（三）建立修购基金的意义及注意事项

1. 建立修购基金的重要意义

（1）提取修购基金可以满足固定资产更新的需要

通常情况下，医院等事业单位不搞成本核算，固定资产也就不提取折旧，同时，也没有建立起固定资产维修更新的资金来源渠道，固定资产的维修和更新改造一般靠国家财政拨款解决。然而，由于国家对医院购置固定资产的财政拨款有限，对医院房屋的修缮和设备更新也只能给予一定的财政支持，难以满足医院更新设备的需要，为了保证医疗事业的正常开展，提高医疗技术水平和质量，有必要适时地修缮房屋，更新设备。而进行房屋修缮和设备更新需要一次性支出数额较大的资金，因此，客观上存在更新维修资金与来源之间的矛盾。提取修购基金是保证医院固定资产更新和大型修缮的重要资金来源，医院应当在日常的财务处理时按月计提修购基金，根据规定的比例及时足额计提，使修购基金规模得以不断扩大，以满足更新设备时的需要。

（2）提取修购基金是提高医院财务管理水平的需要

目前情况下医院无法按企业那种折旧办法计提固定资产折旧。提取修购基金，统一用于设备购置和房屋修缮，符合医院的实际情况。修购基金的提取有利于增强医院的成本核算意识，强化医院的经济核算，提高医院的财务管理水平；有利于有条件的医院，在条件成熟后实行企业管理；有利于医院持续、健康发展。

2. 提取修购基金时的注意事项

（1）合理提取修购基金

实际操作中往往对某项固定资产的修购基金累计多提或者少提，致使医院的会计报表不能正确反映医院的医疗收支和药品收支的实际情况，也无法真实地反映固定资产的实际价值。因此修购基金既不能多提，也不能少提，应该依照医院现有固定资产实际情况合理地制定修购基金的提取方法，保证修购基金能够满足固定资产的修理与购置需要。修购基金提足以后，若固定资产仍可继续使用，就不要再提修购基金。

（2）采用不同的提取方法

对专用、贵重设备可采用个别计提折旧的方法，对一般设备或其他固定资产可采用分类计提修购基金的方法。专用、贵重设备可采用加速折旧的方法，其他设备、房屋建筑物或交通工具等可采用平均年限法提取。

（四）修购基金支出

安排修购基金支出应切实做好计划，实行项目管理，讲求效益。由于固定资产维修和购置，尤其是固定资产大修和中型仪器设备购置所需资金数额均较大，对医院的医疗活动有重大影响，因此，在安排修购基金支出计划和进行修购基金支出具体管理时，应注意以下几个方面的问题。

1. 要分清轻重缓急

要以保证固定资产正常使用，满足医疗服务的基本需要，以及提高医疗活动服务水平，提高医疗工作效率为依据，有计划地安排固定资产维修和购置项目。

2. 要加强可行性论证

在购置大中型仪器等设备之前，要加强可行性论证工作，要分析更新、添置设备所产生的效益，还要考虑医院各部门医疗工作的需求总量，以免重复购置，造成设备闲置和资金浪费。确实需要购买的，也要在多种类型设备中选择性能较佳、费用较低的设备，以先进的设备替代落后的设备，通过技术进步推动医疗水平的发展。

（五）修购基金的提取及使用的会计处理

1. 修购基金的提取

一般情况下，医院发生的收益性支出直接在当期列支。医院发生的资本性支出，如购置房屋、设备，固定资产改良，大型维修等，按《医院会计制度》规定，均应从修购基金或事业基金中列支，不对医院的当期效益发生影响。

修购基金的来源主要是日常按照固定资产的一定比例提取，以及清理报废固定资产残值变价收入转入。修购基金的减少主要是购建固定资产、维修固定资以及支付清理报废固定资产所产生的费用。

根据《医院财务制度》的规定，修购基金的提取比例由医院根据固定资产原值和规定的提取年限核定，报卫生主管部门备案或批准后执行。修购基金的提取方法一般采取平均年限法，大型、精密贵重设备仪器等可实行工作量法。

2. 提取修购基金的会计处理

(1) 提取修购基金时

借：医疗支出或药品支出。

贷：专用基金——修购基金。

(2) 清理报废固定资产残值变价收入转入时

借：银行存款。

贷：专用基金——修购基金。

(3) 支付清理报废固定资产所发生的清理费用时

借：专用基金——修购基金。

贷：银行存款。

(4) 用专用基金购建固定资产时

借：专用基金——修购基金。

贷：银行存款。

同时，借——固定资金，贷——固定基金。

第三节　医院流动资产管理

一、医院流动资产管理概述

(一) 医院流动资产的特点

医院流动资产是指医院可以在 1 年内或者超过 1 年的一个经营周期内变现或者耗用的资产。它包括货币资金、短期投资、应收及预付款项、药品、低值易耗品、卫生材料、再加工材料和其他材料等。流动资产是医院进行医疗劳务生产经营活动的必备条件，其数额大小及构成情况，在一定程度上制约着医院的财务状况，反映着医院的支付能力与短期偿债能力。因此，流动资产的管理，在医院财务管理中占据着重要地位。医院流动资产与固定资产及其他资产相比较，具有以下几个基本特点。

1. 流动资产循环周期与医院医疗劳务生产经营周期具有一致性

流动资产一般是一次性的转移或耗费，因此，医院经营过程中的流动资产，在一个经营周期结束之后，应一次全部得到补偿。

2. 流动资产占用形态具有变动性

流动资产在循环过程中，依次表现为货币资金、储备资金、劳务生产资金等占用形态，循环往复，其形态也随之不断变动。

3. 流动资产的占用数量具有波动性

医院流动资产在循环中，其占用数量在不同时期不是固定不变的，它会随着医疗劳务生产活动的变化而有升有降，起伏不定。由于疾病的流行和发病有一定的季节性，因此，医院流动资产的应用数量的季节性波动更为明显。

(二) 医院流动资产管理的内容

1. 现金及各种存款

现金和各种存款是指在医院业务经营活动中停留在货币形态的流动资产。

2. 应收及预付款项

应收及预付款项是指医院应收而尚未收到的各种款项及预付未结算的款项，包括应收账款、其他应收款及预付款项等。

3. 短期投资

短期投资是指各种能随时变现、持有时间不超过 1 年的有价证券，以及不超过 1 年的其他投资。

4. 库存药品材料和物资

库存药品材料和物资包括库存西药、中成药、中草药、卫生材料、低值易耗品、再加工材料和其他材料等。

二、现金和有价证券的管理

(一) 现金的概念及特点

现金的概念有狭义和广义之分。狭义的现金是指医院的库存现金；广义的现金除了库存现金以外，还包括银行存款和符合现金定义的现金。需要说明一点，我国会计上所界定的"现金"概念，不同于西方会计上所界定的概念。这里所说的现金是指医院的库存现金，而国际会计惯例中的现金，是指企事业单位所拥有的一切可以购买商品或劳务的货币资金和流通证券，包括银行存款、库存现金和零用金以及定额备用金等。其中，各种银行存款占有较大比重。在形式上，上述两者的主要区别是：前者必须是硬币和纸币；而后者除硬币和纸币外，还可以是医院未指定用途的银行存款和流通证券。

现金是可以立即投入流动的交换媒介，它的首要特点是普遍的可接受性，即可以有效地立即用来购买商品、货物、劳务或偿还债务。因此，现金是医院中流动性最强的资产。

(二) 医院现金的管理

1. 现金的用途

医院的现金，是指医院财务部门为了支付日常零星款项而掌握的现款，主要指医院的库存现金和备用金。现金是流动性最大的一种货币资金，是可以立即投入流通的交换媒介，可以随时用其购买所需的物资、支付各种费用、偿还债务，也可以随时存入银行。

2. 现金使用范围

中国人民银行总行是现金的主管部门，各级人民银行负责对开户银行的现金管理进行监督和稽核；开户银行负责现金管理制度的具体执行，对开户单位的现金收支、使用情况进行监督管理。在银行和其他金融机构开户的医院，必须按照国务院发布的《现金管理暂行条例》及其实施细则的规定进行管理，并接受开户银行的监督。根据国务院发布的《现金管理暂行条例》的规定，可在下列范围内使用现金：职工工资、津贴；个人劳务报酬；根据国家规定颁发给个人的科学技术、文化艺术、体育等各种奖金；各种劳保、福利费用以及国家规定的对个人的其他支出；向个人收购农副产品和其他物资的价款；出差人员必须随身携带的差旅费；结算起点以下的零星支出；中国人民银行确定需要支付现金的其他支出。

与其他单位的经济往来，除上述规定的范围可以使用现金外，应当通过开户银行进行转账结算。转账结算在经济往来中具有与现金相同的支付能力。

3. 现金收支业务中应遵守的规定

第一，医院现金收入应于当日送存开户银行。当日送存困难的，由开户行确定送存时间。

第二，医院支付现金，可以从本医院库存现金限额中支付或者从开户银行提取，不得从本医院的现金收入中直接支付（即坐支现金）。

第三，医院从开户银行提取现金，应当写明用途，由本单位财会部门负责人签字盖章，经开户银行审核后，予以支付。

第四，医院因采购地点不固定，交通不便，以及其他特殊情况必须使用现金的，应向开户银行提出申请，经开户银行审核后，予以支付。

4. 现金管理的目的与内容

（1）现金管理的目的

现金管理的目的在于通过管理活动的实施，保证医院资金足够的流动性，并努力提高医院的服务能力。根据这一目标，充分考虑现金和现金循环周转的特点，现金管理的目的确定为追求安全性和效益性。

现金管理的安全性：①现金数量上的安全性。由于现金作为支付手段极易出现各种各样的差错，因而保证现金的安全、完整，避免现金短缺就是必要的。②法规要求上的安全性。由于现金的收支活动具有外部性，直接涉及国民经济总体中的许多环节和方面，国家、银行都会对现金的使用做出诸多规定。医院当然需要遵守这些规定。现金管理中应当恪守有关法规和要求，避免任何形式的惩处，以免对医院的利益形成损害。③医疗服务上的安全性。医疗服务要求以不断地购置医疗用品和发生诸多费用为保障，于是，为确保医疗服务的正常进行，医院也要加强现金管理，以便能通过现金储备或加快现金收入来保证支付。④财务上的安全性。财务上的安全性是指医院应保证到期债务及时以现金支付。毫无疑问，现金管理中也要以此作为重要的管理目标并努力实现这一目标，否则便极易引发巨大的财务风险。

现金管理的效益性：现金管理中的效益性目标是指通过现金管理应能促使医院增收节支，提高经济效益。具体来讲，现金管理的效益性要求现金管理应能做到这样两个方面：第一，通过现金管理的有效实施，降低现金持有的所有相关成本，包括管理成本、投资成本和短缺成本；第二，通过现金管理的有效实施，增加与现金相关的收入，包括以现金从事短期有价证券的收入以及其他由合理运筹现金所增加的收入。

当安全性与效益性发行偏离甚至相悖时，现金管理应追求两者之间的合理均衡。

（2）现金管理的内容

现金是流动性最强的资产，容易发生意外和损失，在实际工作中，应建立健全现金使用内部控制制度，严加管理。在医院发生的现金收支业务中，对现金收支的管理，主要办法是严格凭证、稽核手续，严格划分各经办职能部门之间的责任。

经办现金收支业务人员不得兼管现金账目的记录，出纳与会计要分开记账。出纳人员不得私自挪用现金，不得以借条等为据抵充库存现金，更不能保留账外现金。医院收入的现金，原则上必须当日存入开户银行，超过一定限额的支出，要使用支票。

现金管理包括现金收入的管理和现金支出的管理两部分。

现金收入的管理主要包括对以现金收取的医疗费、药品费、检查治疗费等及以现金形式收取的其他收入等的管理。现金支出的管理，主要是按照国家的规定使用现金，并对现金支出的内容进行审核，检查其是否符合国家有关的财经纪律和财经政策，是否符合医院的财务收支计划等，应做到以下几点。

第一，按内部牵制原则建立现金管理责任制，配备专职或兼职的出纳人员负责办理现金的收付和保管工作，实现钱账分管。即出纳人员应根据会计人员审核无误的现金收付凭证办理款项的收付，并负责登记现金日记账，但不得兼管稽核、会计档案保管，以及收入、费用、债权、债务等账目的登记工作。同样，会计人员也不得兼管出纳工作。这样，每一笔现金收支业务都由两个以上的人员分工负责，以起到相互牵制的作用。

第二，在现金收支工作中，严格遵守有关业务手续、制度。即收支现金必须执行事先编报的现金收支计划；收支现金，必须有凭有据，符合财经纪律和财务制度的规定；收支现金时，收支双方必须当面点清细数，并建立必要的复核制度，以防差错；收支现金后，必须在现金收支凭证上加盖有日期的"现金收讫"或"现金付讫"戳记和出纳人员的图章，以防止重收或重付，并及时编制记账凭证，登记有关账簿；每日业务终了，应进行账实核对，不准以"白条"抵库，发现现金余缺应及时列账，并报给主管领导，查明原因。

①现金收入管理措施

医院在从事医疗服务过程中，经常发生大量的现金收入。现金收入应采取的内部控制措施主要有：A. 只有医院指定的专职人员才能允许收受现金，无论收到的是纸币、硬币，还是支票、汇票。B. 专职人员收取的现金收入应保存在收银机、带锁的抽屉或保险柜中，收取的现金结账后应及时送交银行。C. 所有的现金收入都要具有适当的原始记录，这些记录包括给予顾客的有预先编号的发票副本、收款收据和收银机内的查账纸带。D. 医院应该采用收银机办理收款。选用收银机可以提供一条有特殊控制作用的途径，因为该机能自动输出一张显示输入金额的纸带，这种纸带一直都锁在收银机内，只有指定的专职人员才能将其取出。E. 医院的现金收入在存入银行之前，必须依据收受现金时所作的记录进行核查。F. 医院的现金收入都应在当日存入银行。医院不得从收取的现金中支付相关的支出，也就是说不能坐支。存款的人员必须与收取现金的人员分开。G. 医院设立专人控制发票、收据等现金收入凭证的数量和编号；发票和收据领用时要经过批准，领用的手续与签字符合制度规定，并登记领用票据的数量和编号；票据存根回收时，应由专职保管人员审核签收，以防票据短少缺号；作废的票据应全联粘贴和保留在存根上，确保票据本联号；已用的发票和收据须由专人清点登记封存，作为经济档案妥善保管；保存期满销毁时应按规定程序审批，并由两人以上办理。H. 办理其他的款项应设专门登记簿记录款项来源、金额、转交与签收等事项。I. 所有涉及现金收入的会计事项应尽快记入日记账和总分类账中。记账人员应与收款人员分开。

②现金支出的管理措施

医院在从事生产经营以及其他有关业务活动的过程中，经常发生大量的现金支出。支出应采取的内部控制措施主要有：A. 只有授权的人员才能核准有关支付命令和通知、票据，只有指定的人员才能办理现金支付。B. 在现金的小额支出和备用金（零用现金基金）范围以内的支出才可以用现款支付，其他所有支出都应使用支票。C. 批准付款人必须和具体办理付款的人员分开。D. 支票和其他付款凭证均须预先编号；已开出的和剩下的支票以及其他付款凭证均应定期检查；误开的支票和其他付款凭证要及时注销，并将其粘贴和保留在存根上；已付讫的付款凭证应加盖"银行付讫"或"现金付讫"图章，并定期由专人装订封存，作为经济档案予以妥善保管；保存期满销毁时应按规定程序审批，并由两人以上办理。E. 为加强现金管理，所有涉及现金支出的会计事项应尽快记入日记账和总分类账中。记账人员应与收款人员分开。F. 对照支票本或支票登记簿中的记录以及账面记录，定期核对银行对账单，编制未达账项表，及时调整未达账项。

(三) 银行存款的管理

1. 银行存款的定义

银行存款是指医院存入银行的货币资金。根据规定，医院收入的一切款项，除国家另有规定外，都必须当日送存银行；医院的一切支出，除规定可用现金支付的外，都必须通过银行办理转账结算。

在办理银行存款收支业务时，必须遵守下列规定：①医院向银行存款或支款，必须使用银行统一规定的原始凭证。②医院财会部门对各种支票和付款凭证，必须认真保管，使用时按编号顺序登记。支票如有遗失，必须及时向银行办理挂失手续。③医院签发支票和其他结算凭证支付款项时，必须保证存款户有足够的存款余额，严禁签发"空头支票"。④签发支票必须有单位和负责人印鉴方为有效，印鉴必须指定专人保管。

2. 转账结算

（1）结算的概念

结算又称货币结算，是指社会上单位与单位之间、单位与个人之间以及个人与个人之间，由于商品交易、劳务供应以及其他款项往来而发生的货币收付业务。结算具体包括现金结算和转账结算两种形式。现金结算是指直接使用现款的货币收付行为。如在商品交易中，一方交现金，一方交货，当时钱货两清，从而完成商品所有权的转移和价款的结算。转账结算是指通过银行把款项从付款人账户上转移到收款人账户上的一种货币收付行为。如在商品交易中，购货方委托银行把自己的存款划到销货方账户上，销货方向购货方提供商品，这就是转账结算。

（2）结算纠纷的处理原则

在办理结算过程中发生的经济纠纷，按照下列原则进行处理：A. 医院在办理结算中，由于填写结算凭证有误影响资金使用，票据和印章丢失造成资金损失的，由其自行负责。B.《银行结算办法》中规定允许背书转让的票据，因不获付款而遭退票时，持票人可以对出票人、背书人和其他债务人行使追索权，票据的各债务人对持票人负有连带责任。C. 银行和其他金融机构办理结算因工作差错，发生延误，影响客户及他行资金使用的，应按存（贷）款的利率计付赔偿金；因违反结算制度规定，发生延压、挪用、截留结算资金，影响客户及他行资金使用的，应按结算金额每天 0.3% 计付赔偿金；因借付或被冒领的，应及时查处，如造成客户资金损失，要负责资金赔偿。银行和其他金融机构有意压票、退票、截留、挪用结算资金，以及其他违反银行结算制度的行为，性质较为严重，影响较大的按结算金额对其处以每天 0.5% 的罚款。票据的付款人对见票即付或者到期的票据，故意压票、拖延支付的，由中国人民银行处以压票、拖延支付期间内每日票据金额 0.7% 的罚款；对直接负责的主管人员和其他直接责任人员给予警告、记过、撤职或者开除的处分。

对于违反银行结算制度的单位或个人，银行和其他金融机构，除责令其限期纠正外，可根据其行为性质及情节轻重分别给予下列处罚：通报批评、计扣赔偿或赔款、罚款、罚息、没收非法所得、停止使用有关的结算方法。以上处罚可以并处。

单位违背银行账户管理规定，已在一家金融机构开立基本账户又在其他金融机构开立基本账户的，应责令其限期撤销多余账户；单位出租、出借账户，除责令其纠正外，按账户出租、出借的金额处以5%但不低于50元的罚款，并没收出租账户的非法所得。

3. 银行存款管理

依照现行法规制度的要求，银行存款管理的主要内容有以下几点。

第一，独立核算的单位应在当地银行开设一个基本账户；对属非独立核算的单位，如因距离较远，办理收付有困难，可报经批准，另外开设一个辅助账户。如需将账户的名称进行变更、合并、迁移或撤销时，应严格按银行的规定办理。

第二，认真贯彻执行国家的政策、法规，遵守银行信贷、结算和现金管理的有关规定。

第三，单位在银行开立的账户，只供本单位业务经营范围内的资金收付，不准出租、出借或转让给其他单位或个人使用。

第四，单位在银行的账户必须有足够的资金保证支付，不准签发空头的支款凭证，不准签远期的支款凭证。

第五，各种收付款凭证必须如实填明款项来源或用途，不得巧立名目，弄虚作假，套取现金，套购物资，严禁利用账户搞非法活动。

第六，及时对银行存款收支予以登记，建立健全日清日结制度，经常与银行联系和查对。

第七，加强对各种结算凭证特别是支票的保管和管理工作。单位从银行取得的支票应由财会部门统一管理，由出纳员专门负责保管，并按编号顺序签发；签发支票时必须在支票上写明收款单位名称、签发日期、用途及金额；银行转账支票只能用于转账结算，不能提取现金，不能对个人签发；不准出租出借支票，不准将盖好印鉴的空白支票存放销货单位代为签发；建立健全支票的领取、使用和注销登记制度。

第八，各单位和银行均应严格按照中国人民银行规定的转账结算方式来办理银行存款的转账结算。这些转账结算方式包括银行汇票、商业汇票、托收承付、委托收款、汇兑、支票、银行本票、信用证、信用卡等。

此外，单位还应该按照银行的有关规定，管好用好在途现金、业务周转金、外埠存款以及作为结算保证金的各种存款。

（四）其他货币资金的管理

其他货币资金，是指医院除现金、银行存款以外的其他各种货币资金。其他货币资金就其性质来看，同现金和银行存款一样均属于货币资金，但是存放地点和用途不同于现金和银行存款。具体内容包括外埠存款、银行汇票存款、银行本票存款、在途货币资金等。

1. 外埠存款

外埠存款，是指医院到外地进行临时或零星采购时，汇往采购地银行开立采购专户的款项。外埠存款一般用于临时采购或日常零星采购，由医院开设采购专户将资金汇往采购地点。医院在汇出款项时，需填列汇款委托书，加盖"采购资金"字样。汇入银行时，汇入的采购资金以汇出单位名义开立采购账户。采购资金存款不计利息，除采购员差旅费可以支取少量现金外，一律转账。

2. 银行汇票存款

银行汇票存款，是医院为取得银行汇票，按规定存入银行的款项。

3. 银行本票存款

银行本票存款，是指医院为了取得银行本票，按规定存入银行的款项。

4. 在途货币资金

在途货币资金，是指医院同上下级之间的汇解款项，在月终时尚未到达，处于在途的资金。

（五）有价证券及其管理

1. 有价证券的概念

有价证券是国家、地方人民政府或国有企业依照法定程序发行，约定在一定时期内还本付息的信用凭证。一般包括国库券、国家重点建设债券、重点企业债券等。

2. 有价证券的特点

有价证券是医院现金的一种转换形式。有价证券变现能力强，可以随时变换成现金。医院有多余现金时，可以将现金兑换成有价证券；现金漏出量大于现金漏入量需要补充现金时，再出让有价证券换回现金。在这种情况下，有价证券就成了现金的替代品。获取收益是持有有价证券的原因。

3. 有价证券的管理

第一，全额预算单位只能用预算外资金或预算包干结余资金购买有价证券，禁止用预算核拨的专项资金购买。各单位购买的各种有价证券，应当视同货币资金，由出纳人员妥善保管，保证账券相符。

第二，各单位购买的有价证券，是结存资金的组成部分，不能计入成本费用。到期兑现收到的有价证券本金应作恢复存款处理。利息部分作为专用基金的事业发展基金入账。

三、应收账款管理

应收账款的管理，就是按照财政部门、银行以及卫生主管部门的制度规定，控制其流向和流量，及时清理结算，使资金运动和物质运动与卫生医疗业务工作相适应，维护各方权益，使经济核算正常化和合理化。

(一) 应收账款的概念

应收账款包括应收在院病人医药费和应收医疗款。

应收在院病人医药费是指医院因为提供医疗服务活动，应该向接受劳务供应的单位和个人收取而尚未收取的款项。

应收医疗款是指在医疗服务活动过程中由医院为病人垫付的各项开支，在结算时应收回或转出的款项。主要包括正在住院病人发生的医药费，已经出院病人的医疗欠费，尚未收回的公费医疗，享受医疗保险病人的医疗费，以及医院内部为职工垫付的医药费。医院的应收医疗款发生频繁，金额大，核算程序比较复杂，容易发生问题，因此，应重视对医疗应收款的管理。

（二）医疗应收款的管理

1. 医疗应收款管理的目的

医院加强医疗应收款的管理，是指通过完善医疗应收款的管理责任制，建立健全医疗应收款核算的账簿记录，做到及时清理、催收。其目的主要是防止拖欠，加速资金周转，提高医院结算资金的使用效果。

2. 医疗应收款管理要点

医院医疗应收款主要包括门诊病人欠费、住院病人欠费和历年欠费三个部分。医院以提高社会效益为最高宗旨，因此，在医疗活动过程中，如果病人在医疗费用的缴纳上有困难，当以治疗为主，首先抢救病人，这就必然发生一些急诊病人的欠费。当发生以上事项时，门诊或住院收费管理人员应主动与业务人员配合，对所发生的欠费项目、金额及欠费病人的姓名、单位、住址、联系电话等进行详细记录，并报院有关部门审批。门诊和住院收费处要有专人负责及时填制"门诊病人欠费情况表"和"住院病人欠费情况表"报财务部门进行账务处理。院财务部门要建立与门诊和住院收费部门对欠费业务的定期核对制度，以确保病人欠费明细账户与门诊收费处和住院结算处的病人欠费明细分类账户的一致。如果发现不相符，应及时查明原因，以防止挪用、伪造、贪污门诊病人欠费等舞弊行为的发生。

（三）应收账款的折让

第一，应收账款发生折让时，应填具"折让证明单"，其折让部分应设销货折让科目表示，不得直接从医疗收入或药品收入项下减除。财务接到银行通知客户退票时，应立即转告经营部门，经营部门对退票无法换回现金或新票的，应立即寄发信函通知发票人及背书人，并迅速拟订对策处理。

第二，经营部门对退票申诉案件送请财务科办理时，应提供下列资料：发票人及背书人户籍所在地（先以电话告知财务科）；发票人及背书人财产（土地应注明所有权人、地段、地号、面积等，建筑物或土地改良物应注明所有权人、账号、设定抵押，其他财产应注明名称、存放地点、现值等）。

第三，当债权确定无法收回时，应专案列送财务科，并附税务机关认可的合法凭证（如法院裁定书，当地有关部门的证明文件，邮政信函等），经核准后，冲销应收账款。

第四，依法申诉而无法收回的债权部分，应取得法院债权凭证，交财务科列册保管，倘事后发现债务人（利益偿还请求权时效为15年）有偿债能力时，应依上列有关规定，申请法院执行。

（四）坏账损失的管理

医院在应收款项中，难免有无法收回的应收款项，这些不能收回的应收款称为坏账损失。坏账损失是指因债务人破产或死亡，以其财产或遗产清偿后，仍然不能收回的应收款项，或者因债务人逾期未履行偿债义务，超过3年仍然不能收回的应收款。由此可以看出，医院坏账损失应具有以下几个特征：第一，坏账损失是医院对其他应收账款预计的损失，它不表示对债权的放弃或减免，因此，在实际工作中，对于已发生的坏账不得将其从其他应收款账面价值中消除。第二，医院每期计提坏账，不论其是否实际发生，均应列为当期费用；同时，对于实际发生的坏账，应从其他应收款中予以消除。

医院发生坏账损失是不可避免的，属正常情况。为正确计算盈亏，对于坏账损失，医院财务制度规定可以按除医疗应收款外的应收款账面余额的3%～5%计提坏账准备金等。对确认长期无法收回的坏账损失（一般是3年以上），经过清查，分清责任，经领导批准后冲减坏账准备金。发生坏账损失超过已提坏账准备金，计入当期管理费用；收回已核销的坏账，应增加坏账准备金。年终对坏账准备金未提足的应补提，超过上述比例部分应予冲回。不计提坏账准备金的医院，发生坏账损失，计入管理费用。

（五）应收账款的会计处理及账户设置

医院向住院病人收取医药费时，借记"应收在院病人医药费"，贷记"医疗收入""药品收入"科目。住院病人办理出院手续，结算医药费时，借记"现金""银行存款""预收医疗款"等科目，贷记"应收在院病人医药费"。如果住院费用大于预交金，按预交金额，借记"预收医疗款"科目，按补交金额，借记"现金""银行存款"科目；补交金额不足，按欠费金额，借记"应收医疗款"科目，按发生的医药费总数，贷记"应收在院病人医药费"。

医院发生门诊病人欠费时，借记"应收医疗款"，贷记"医疗收入""药品收入""其他收入"科目。医院与住院病人办理出院手续，结算医药费时，如果发生住院病人欠费的，按预交金额，借记"预收医疗款"科目，按补交金额，贷记"现金""银行存款"科目；按欠费金额，借记"应收医疗款"，按发生的医药费总数，贷记"应收在院病人医药费"科目。医院收回门诊病人、出院病人欠费时，借记"银行存款""现金"科目，贷记"应收医疗款"。

经主管部门批准核销确实无法收回的应收医疗款和应收在院病人医药费时，借记"坏账准备"等科目，贷记"应收医疗款"或"应收在院病人医药费"。

应收在院病人医药费和应收医疗款应按门诊病人和出院病人设置明细账。

期末借方余额，反映医院尚未收回的医疗款和尚未办理结算的住院病人医药费。

四、医院物资的管理

（一）医院物资管理的原则和任务

1. 医院物资的概念

医院物资是指医院在开展业务活动及其他活动中为耗用而储存的资产，包括材料、燃料、包装物和低值易耗品等。医院的库存物资处于经常性不断耗用和重置之中，是流动资产的重要组成部分。

2. 医院物资管理的原则

（1）应急性原则

医务生产劳动不同于工商业，医院工作的对象主要是患有某种疾病的人，而患者是千变万化的，医务工作的这种特殊性，客观上要求物资供应必须遵循应急性原则。

（2）统一管理的原则

医院物资实行统一管理的原则，要求做到统一领导、统一计划、统一调配。

这是因为各科室、部门的工作性质、任务不同，对物资的需求也不相同，故表现出比较分散的特点。如不实行统一管理，势必造成混乱，影响业务工作的开展。

（3）勤俭节约的原则

勤俭节约是办院的一项长期方针，不论是医院财会部门，还是财产物资管理部门，都应把勤俭节约放在重要位置上，精打细算，合理配置，节约使用，提高利用效率。

第一，按计划所需的物资品种、数量、质量和期限，保证及时供应。

第二，节约医院有限物资资源，防止损失浪费，降低物资消耗，提高物资利用效率，使有限的医院物资资源发挥更大的作用。

第三，加速物资周转，促进流动资金循环，提高流动资金利用的效果。

第四，科学预测，制定供应计划，防止盲目采购供应，保证医务生产之需。

（二）物资管理的组织领导

在医院物资管理方面，设置物资管理职能机构是非常必要的。目前，我国县级以上医院物资管理，多数实行院、科两级分口管理，就是医院在院长的领导下，对于分设总务科、药剂科的医院，由药剂科管理中西药品、医疗器材及卫生材料等物资，由总务科管理其他物资；对于设立器械科的医院，由器械科管理大型医疗器械；对于设立供应科的医院，由供应科管理医疗器材、低值材料、劳保用品、被服、医用家具、办公用品及杂物，由药剂科管理中西药品，由总务科管理其他物资。这种管理较分散，可能导致体系不健全，不便于指挥，计划容易重复，造成浪费，物资利用率低，影响资金周转速度，不利于制定医院的物资消耗定额和储备定额，会给全院经济管理和成本核算带来不少困难，不利于管理人员专业化的培养。因此，建立良好的物资管理体系十分必要。

（三）医院库存物资的分类

医院库存物资品种比较多，为了加强对库存物资的管理，需要对不同性质的库存物资进行合理分类。医院库存物资主要包括：①材料。材料是指使用后就消耗掉或者逐渐消耗掉，不能保持原有形态的各种原材料。包括医用卫生材料、化学试剂、一般卫生材料、修建材料、缝纫材料、五金交电材料、清洁用品、杂项材料等。②燃料。燃料是指使用后就消失掉的各种固体、液体和气体燃料。包括煤、汽油等。③包装物。包装物是指为包装本单位有关产品而储备的各种包装容器。如医院自制药品包装用的纸箱、玻璃瓶、塑料瓶等。④低值易耗品。低值易耗品是指单位价值低、容易损耗、不够固定资产标准，且多次使用而不改变其实物形态，易于损坏，需要经常补充和更新的物品。

医院低值易耗品包括：①医疗用品，如听诊器、口罩、不锈钢盘等；②办公用品，如瓶、玻璃、计算器等；③棉纺织品，如工作服、口罩、帽子、袖套等；④文娱体育用品，如球拍、球网、小乐器等；⑤炊事用品，如锅、碗、碟、蒸笼等；⑥其他用品，指不属于上列范围的低值易耗品。

（四）库存物资的定额管理

库存物资定额管理，是医院物资管理的基础，也是医院利用物资管理指导各项工作的重要依据。医院物资管理包括物资消耗定额管理、物资储备定额管理和物资节约定额管理，下面介绍物资消耗定额管理。

1. 制定物资消耗定额的意义

第一，是确定物资需要量和编制物资供应分配计划的基础。

第二，是合理利用物资和节约物资消耗的有效措施，并能促进管理工作水平的提高。

第三，是开展经济核算，计算成本和评价物资优劣及效益的先决条件。

第四，是实行限额发放物资、监督合理使用物资的可靠办法。

2. 制定物资消耗定额的基本办法

（1）技术分析法

技术分析法较科学准确，即在技术计算的基础上，制定最佳物资消耗定额，但此法工作量最大。

（2）统计分析法

根据医院过去物资的统计资料，结合计划期内技术的变化来确定物资消耗定额。统计分析法简便易行，但需要有详细可靠的统计资料。

（3）经验估计法

根据医院以往的实际经验，参考有关技术文件资料，结合计划期内技术条件变化情况来确定物资消耗定额。经验估计法较简便，但科学性较差。

3. 物资消耗定额管理的分类

（1）全面定额管理

全面定额管理指对低值易耗品或卫生材料全部实行定额管理。目前以床位与门诊人次比1：3作为一个计算基数，在一定时间内（年度），以实际支出的经费为依据，算出定额指标。

（2）单项定额管理

对消耗量较大的低值品或卫生材料，可实行单项定额管理。

4. 物资消耗储备及节约指标定额公式

某种物资的经常性储备定额＝（供应间隔天数+该物资使用前储备天数）

×平均日需要量

某物资保险储备定额=该物资保险储备天数×平均日需要量

某物资季节性储备定额=该物资季节性储备天数×平均日需要量

某物资最高储备定额=该物资经常储备定额+季节性储备定额+保险储备定额

某物资最低储备定额=该物资保险储备定额

物资消耗定额的节约量＝（上期实际单耗量–计划期物资消耗定额）

×计划期任务量

（五）库存物资供应计划管理

医院物资供应计划是医院向国家申请或进行市场采购，按品种质量、数量、期限成套地取得医疗、教学、科研等所需各种物资的依据，也是医院物资供应工作的开始阶段和中心部分。做好供应计划对改进各阶段的物资供应工作起着重要的作用。

物资供应计划有年度计划、季度计划和月度计划。我们着重讨论年度计划。

物资供应计划是医院向上级申请物资和内容平衡分配的依据，属目标计划。医院各科室提出年内所需用的物资计划，经财务部门及院领导审定，由医院物资管理部门编制，有的还需报上级卫生行政部门批准。

物资供应计划的编制方法如下。

1. 确定物资的需要量

采用直接计算法，按照一定的比例和系数，确定各种物资的需要量。计算公式如下：

$$某种任务对某种物资的需要量=\frac{报告期完成该项任务耗用某种物资总量}{报告期该项任务收入总金额（千元）}$$

$$任务对某种物资的需要量=\frac{计划任务量}{上期实际（预计）任务量}×上期实际所耗物资总量$$

$$×（1-计划期该种物资的节约率）$$

2. 确定物资的储备量

确定物资储备量，就是在分别确定计划期初和计划期末的储备量的基础上，求出在计划期内应当增减的物资供应量。计划期初的物资储备量就是报告期末的物资储备量，它根据实际盘点和预计确定；计划期末的物资储备量，是计划期结束时的物资库存数量。

计划期的物资申请量可以用以下公式计算：

计划申请量=物资需要量+计划年末储备量-计划年初储备量-医院内部其他资源

（六）库存物资仓库的种类

医院仓库包括药品库房、文具杂品库房、易燃易爆及放射性物质危险品库房、建筑维修材料库房、总务库房、工具和配件库房及科室的备用品小库房等。

（七）仓库管理

1. 仓库管理的主要任务

第一，做好验收工作，保证入库物资的数量和质量。

第二，保管保养好库内物资，避免短缺、变质、变形。

第三，仓库管理制度要健全，对物资的收发做到及时、准确、无差错。

第四，保证仓库安全，保持库容整齐。第五，有计划地做好物资定额管理。

第六，降低保管费用，做好包装器材和废旧物资的回收，充分发挥仓库设备的作用。

2. 接货

到供货单位提货：提货时注意检验物资的性能、规格、质量和数量，并做好验收记录。

库房内提货。接货时应直接与送货人办理接货手续，当面验收，如发现不合格品，应填写记录，由送货人签章证明。

到车站、码头取货。取货人应根据运单及有关资料，详细核对品名、规格和数量，检查包装及封印是否完好，如有损坏、受潮、变形等现象，应做好记录，然后办理取货手续。

3. 验收

凡是必要的证件不全，应做待验物资处理，等证件齐全后再进行验收。

凡是供货单位提供的质量证明书与规定的技术标准及订货合同不符合时，应立即与供货单位交涉。

质量、规格、包装不合格，应先将合格品验收入库，对不合格部分做好记录，向供货单位提出交涉。凡验收数量不符合而其损失或溢余在规定磅差范围内的，可按实用数量验收入库；损益超过规定磅差范围时，核对后做出记录，交医院物资管理部门处理，在未处理前，物资暂不动用。

4. 保管

物资的保管是指根据各种在库物资的特点，结合当地的自然条件，对其进行妥善管理的方法。库内物资管理要点如下：

数量准确。入库物资根据物资保管制度的规定，建立物资登记卡，贵重物资要建立档案，做到有账有卡，数量准确。

规格清、货位固定化。库存物资要按类别和规格分别存放，标识明显，做到不湿不乱；精密仪器设备和贵重物资专库加锁；小件物资也要一律入库，大批物资分批整齐存放；易燃易爆、剧毒药品，要专人专库按规定分别保管；新旧物资严格分开。

库容整齐。库房经常打扫，保持清洁，物资摆放整齐美观，用"分区分类，四号定位，立牌立卡，五五摆放"的科学方法进行管理。

认真管理好库区内空气的温度、湿度，根据物资的性能特点，使用各种控制和调节气温、湿度的设施，使物资处于最佳环境。

防鼠防虫经济化，搞好环境卫生工作。对库区内外环境应经常清扫，虫、鼠的防治工作要经常化，必要时使用药剂杀灭微生物和害虫、老鼠。

做好安全工作，管理好防火、防水、防盗等设施，贵重物资仓库要建立值班制度。

5. 发放

定额送货制。对于定额消耗的物资，可按计划确定物资的数额，定期定批送货上门，如卫生材料、药品、医患被服装具等。

领用制。贵重物资须经主管物资管理工作的领导批准，方可领取。另外，一些辅助材料，如低值易耗品和不宜制定消耗定额的物资，也应实行领用制。

科室小仓库代管。一些日常需要更换的物资，可按一定的限额发放到使用科室，并由专人保管，定期补换。

以上三种发放方式，都必须执行严格的发放手续，使用部门必须填写"领物单"，仓库必须填写"出库单"。

6. 盘点

经常检查和盘点库存物资，是保管保养物资过程中一项不可缺少的工作。

物资盘点的方法：①年终大盘点。由医院物资清点组在年终财务结算前对仓库所有物资进行全面盘点。②轮流盘点。是在年度中间有计划地经常性盘点。

7. 节约和回收利用

节约物资和利用废旧物资，是医院物资管理部门的一项重要任务，对于整个医院的建设都有重要意义。

废旧物资回收利用管理主要包括两个方面。

第一，废旧物资回收的组织工作。废旧物资需设专人负责，建立各项回收责任制和指标，定期组织回收小组把零散的废旧物资全部清理回收起来。同时注意建立回收废旧物资奖励制，对积极回收废旧物资的人员给予适当奖励，对于应回收而不及时回收，该交而不交的人员要进行批评教育。

第二，收回废旧物资的管理。对回收的废旧物资要分类存放，妥善保管，对可以利用的物资，经加工整理后要及时入库，并投入使用，对不能继续利用的物资，要及时处理，收回残值。另外，也要加强对回收废旧物资的经济核算。

五、药品管理

(一) 金额管理，重点统计，实耗实销

1. 金额管理

金额管理是指以货币为计量标准来控制整个医院药品的流转。药品从采购入库、出库，发至药房与各临床医技科室，其进、销、耗、存均按金额登记入账，分户进行核算管理。药库和药房均按零售价格进行核算，财会部门设"药品进销差价"，账户以核算"药品加成率"的实现情况。

2. 重点统计

重点统计是指按国家药品管理部门的规定和药品价值、紧缺情况来确定统计的种类。如毒、麻醉药品和稀缺、贵重药品的领进、销售、结存等必须进行数量统计，有条件的医院要力争实行全面的数量统计。

3. 实耗实销

实耗实销是指药品会计根据各药房销售后收回的处方金额和向各有关科室发放的公用药金额，向财会部门报账结算。财会部门按实际消耗数冲减药品库存金额，并将药品零售价换算成批发价后，列出药品支出。不得以领代报，以存定销，要做到实耗实销，账物相符。

按上述管理办法进行药品管理，还要注意以下几点：药品的入库、出库要有严格的验收、核对手续；处方的划价、计价必须准确无误；门诊、住院药房的处

方总额与收费处、住院结算处的药品收入额每日需分别核对，如有不符需查明原因；定期盘点库存，如有不符要及时查明原因，以做出相应处理。

上述管理办法符合医院财务管理以及会计核算的要求，有利于医院经营管理和提高药品资金的使用效益，是一种比较科学、先进的管理方法。

（二）药品的分类

医院药品材料种类繁多，性能各异，领发频繁。为了加强管理，保证供应，便于核算，应对全部药品进行分类管理。一般可分为中药、西药两大类。西药可分为针剂、片剂、粉剂、水、油、膏、化学试剂、麻醉、剧毒及其他等。中药又可分为中成药、中草药等。

为了简化和统一药品名称，提高管理水平和工作效率，药品必须实行分类编号。具体编号方法，有的按药品名称的字头笔画序列编号，也有的按药品的外文字母序列分编。目前宜按医药管理部门统一规定的编号方法对药品进行分类编号管理。

（三）药品资金的管理

1. 药品资金储备定额的核定

药品的储备，既要满足医院开展医疗工作的需要，又不可储备过多，造成积压浪费。第一，要考虑药品市场供应情况；第二，要考虑交通运输条件；第三，要调查各地药品价格，是否优质优价；第四，要了解上年度药品的实际消耗量、本年度预算计划和业务量情况。一般可按月平均销售额的 3 倍计算，即储备期一般为 3 个月。

2. 药品的采购、保管、出库与消耗

（1）药品的采购

药品的采购要依据计划进行，采购计划由药剂科拟订，送财会部门审核并报分管领导批准后执行。药品采购员要廉洁奉公，并具备一定的药品专业知识，以保证所购药品的质量；同时，应树立效益观念，在采购时多方调查药品市场行情，力求以较低的价格购进优质药品。目前，有的地方已实行了药品招标采购的

方式，有些医院还建立了采购中心，对采购实行专门管理。

（2）药品的入库与保管

药品入库必须有完备的入库手续。入库时，药品保管员要按药品采购计划，对照进货发票或药品调拨单价所列品名、规格、数量、单价及金额，认真详细地清点验收。验收无误后，填制"药品入库验收单"，连同发票正本送财务部门报账。

药品入库后，应按药品类别及品名建卡片账，及时登记药品增减变动情况，并定期与药品会计进行核对，做到账卡相符、账实相符。

药品存放时，对限效期药品，应重点保管，采用先进先出法出库发放，以防积压失效；对毒、麻、限药品要按药品管理规定，实行专柜专人加锁保管，以防止发生事故；对易燃易爆药品，要设立危险品专库保管。

（3）药品的出库与消耗管理

药品出库时，应一律填写"药品出库单"一式四份，检查药品储备是否合理，有无超储或不足，在资金占用方面是节约还是浪费。检查的内容与分析的方法一般有以下几种：A. 以药品实际库存额与核定药品储备额对比，看药品库存是否超出或不足。B. 本期药品实际库存额与本期应有库存额相比，看药品储备是否合理。C. 本期应有储备额与核定的药品储备定额相比，看核定的储备定额是否合理。

如果药品实际库存额大于核定的药品储备定额或大于本期应储备额，表明药品储备过多，已形成积压；如果药品实际库存额少于核定的药品储备定额或小于本期应储备额，在保证供应的情况下，则说明节约了药品资金的占用，否则，需及时补充库存，以保证业务工作的顺利开展。在检查分析了药品储备执行情况以后，还需分析药品资金的周转次数与周转天数。药品资金周转的天数越短，周转的次数越多，说明资金利用的效果越好。

（四）药品销售成本的计算

《医院财务制度》中规定：医院药品按零售价进行核算，其实际购进价与零售价的差额为进销差价，月末按当月药品销售额和药品综合加成率计算药品销售成本。

按药品综合加成率计算药品成本。药品综合加成率是指药品进销差价（包括折扣收入等）与药品成本价的比例。

按药品综合差价率计算药品成本。药品综合差价率是指药品进销差价和药品零售价的比例。

（五）药品的入库验收

药品的入库验收，是杜绝外来伪劣药品流入医院使用环节的第一关。药库保管人员在接到药品入库通知后，必须在收到药品后 3~5 天内对所需入库的药品进行数量和质量的验收。然后根据验收的情况，如实填报药品验收入库单，对合格品予以入库，对不合格品进行剔除。对数量或质量有疑问的，必须待查清楚后，方能作出处理。

药品入库验收具体内容及方法如下。

1. 数量点收

数量点收，就是根据随货单据或入库通知单所列药品的名称、单位、规格、剂型、厂牌、数量进行核对清点。如有不相符或破损，应及时做好记录，查明原因。

毒性药品、麻醉药品、精神药品、放射性药品必须有两人以上同时在场，逐箱验点到最小包装。如发现原箱中有缺少，由验收员及时写出详细验收报告，经领导签字，加盖公章，附原装箱单向供货单位索赔。

2. 包装检查

药品包装是药品质量的一个重要方面。《中华人民共和国药品管理法》第四十八条规定：药品包装应当适合药品质量的要求，方便储存、运输和医疗使用。规定有效期的药品，必须在包装上注明有效期。药品在入库验收时，对包装的检查，可分为外包装检查和内包装检查。

3. 标签、说明书检查

《中华人民共和国药品管理法》第四十九条规定：药品包装应当按照规定印

有或者贴有标签并附有说明书。

检查标签和说明书应注意以下几点：①标签或说明书的项目、内容是否齐全。②药品的各级包装的标签是否一致。③标签所标示品名、规格与实物是否相符，标签与说明书内容是否一致。④标签印字是否清晰，粘贴是否端正、牢固、整洁。⑤分装药品应检查其包装及标签上是否注明药品的品名、规格、原厂牌、批号、分装单位、分装批号、有效期、使用期及药品分装后是否标注有效期或使用期。

4. 注册证书检查

《中华人民共和国药品管理法》规定，在中国境内上市的药品，应当经国务院药品监督管理部门批准，取得药品注册证书；但是，未实施审批管理的中药材和中药饮片除外。实施审批管理的中药材、中药饮片品种目录由国务院药品监督管理部门会同国务院中医药主管部门制定。申请药品注册，应当提供真实、充分、可靠的数据、资料和样品，证明药品的安全性、有效性和质量可控性。

5. 批准文号的查核

《中华人民共和国药品管理法》规定，除生产中药饮片之外，生产新药必须由国务院卫生行政部门批准，并发给批准文号，生产已有国家标准或省、自治区、直辖市标准的药品，必须经省、自治区、直辖市卫生行政部门征求同级药品生产经营主管部门意见后审核批准，并发给批准文号。《中华人民共和国药品管理法》第三十三条还规定，未取得批准文号生产、销售的药品属假药。因此，药品在入库验收时，应严格检查核对批准文号。一是要查有无批准文号，二是要核对所用批准文号是否为卫生管理部门统一规定的格式。

6. 批号检查

药品批号，一般使用一组阿拉伯数字或数字加字母的形式来标示，一般由6到8位阿拉伯数字表示，6位数字表示药品的生产日期，前两位数表示年份，中间两位数表示月份，后两位表示日期，如160926，就是表示该药生产日期为2016年9月26日。批号以8位数字表示时，前6位数字与前面意思相同，后两位表示有效期为几年，如170316_3，意思是2017年3月16日生产的，有效期为

3 年。

但是，以目前药品生产的实际情况来看，许多生产厂家仍沿用以前规定的 6 位数字代表年、月、日，即后两位数字代表"日期"，而不是代表"批数"。

药品在入库验收时，不仅要检查有无批号，而且要核对内外包装批号是否一致。因为批号的意义不仅在于其本身，更主要的是通过批号，可以判别药品的新旧，效期的长短。再则，我们对库存药品或新进药品验收时，往往以批号为单位抽样检查。因此，验收必须把好批号检查关。

7. 药品质量保证期限的检查

药品在入库验收时，应查看其质量保证期限。药品质量保证期限有以下四种情况：有效期，使用期或贮藏期，药品的负责期，质量保证合同或协议。

（六）药品的在库保管

药品的在库分类与库内定位。药品经入库验收后，应进行在库分类。为了便于养护和发放，一般可先将药品按形态大致分为针、片、水、粉四大类别，这四大类并不完全是它们本身的药剂剂型，如：片剂类包括了丸剂，水剂类包括了气雾剂等。

药品的账卡编制。药品的账卡编制就是根据已定的药品在库分类定位和编号顺序，对不同规格品种的药品制作一张药品库存卡片，设立一份药品库存明细账。药品库存卡用小纸片制作，内容包括序号、品名、规格、日期、摘要、库收、库付、库存等内容。药品库存明细账内容包括：品名、规格、摘要、入库数、出库数、库存数、经领科室、经手人等。

药品经入库验收后，先将各种规格品种的药品按分类逐一登记入卡，发票号码及批发单价记入卡片摘要栏，数量记入库收栏，库收数加上原存数即为库存数。发放药品后，凭领用凭证留库联销账，领用部门记入摘要栏，发出数量记入库付一栏，库存数减去库付数即为该品种当时的库存数。卡片记载后，再将卡片按卡片号顺序整理，根据卡片逐一转至账页。将卡片放回各相应货位，对实物核对一次，如发现账物不符，立即查明原因，及时加以纠正。

这种先卡后账，顺序编号，分类定位，卡、账、货三号统一的方法，一则入账有条不紊，快速准确，可避免做账时翻页次数较多的忙乱和麻烦，二则在对实物进行季度盘点或临时盘点时，只需在各货位就地核对卡、物、数量，既省时又简便。

（七）药品的出库验发

1. 一般药品入库验发过程

（1）备药

各药品领用部门向仓库请领药品时，应先填写药品领取单，药库在发药的前一天接受药品领取单，并根据领取单所填列品名、规格数量查对库内药品有无，对缺货或存货不够的品种，应及时通知领用部门，同时做好缺货记录，以作为药品采购计划的依据。急用品种应采取紧急采购措施。对有货品种则将所需品种数量集中，易碎散件应集中装箱。装箱时要有另一人在旁核对。装箱完毕应将箱内所装药品的品种、规格、数量另行记录签名并附于箱内。对有毒、有害药品及危险药品应另行包装、堆放。每取一个品种则同时取下该品种所挂药品库存卡，进行记录，并放入口袋集中。

（2）验发

所谓验发就是药品在即将出库之前，由另一人对所有集中备好的药品按照药品领取单进行逐项核对检查。核对主要是看品名、规格、单位、数量、包装是否相符。检查则一是检查药品是否按先产先发、先进先发、易变先发、近期先发的原则备发。特别是效期药品应根据效期药品档案牌的标示，做到近期先出库。二是检查备发药品有无质量可疑、过期失效、报废、霉变、虫蛀鼠咬、包装破损等情况。三是检查有毒药品、有害药品、危险药品是否有明显特殊包装标识。毒性药品、麻醉药品、精神药品是否按其有关规定办理出库手续。在一切核对检查无误后，药品备发人、核对人都应在药品领取单上签字后才能出库。

（3）销账

药品出库后，药品保管人员应根据药品领用单所列品名、规格及实发数量核对药品库存卡备药时的记录数，并将库存数减去库付数，再登记新的库存数。药品库存卡登记整理后，按序号逐页对药品明细账进行销账，再将库存卡放回各库存药品相应的位置，同时对卡、货进行最后一次核对。

药品会计则应根据药品领用单及有关单据资料，进行财务处理，如：汇总出库药品，填报出库药品汇总表，填写药品收支结存账及药品消耗报表等，为医院药品的宏观控制和微观管理提供可靠资料。

2. 中药入库验收

中药在入库前必须履行严格的验收手续，以杜绝伪劣、不合格药物进入库内。药库保管人员在接到中药入库通知后，必须根据被验药物的实际情况详细检查，并及时填报入库验收单。验收合格后，方可入库。对数量和质量有疑问者，必须待查清楚后再作出处理。

第五章 现代医院财务综合管理与监督控制

第一节 医院对外投资管理

一、医院对外投资的政策依据

一提起对外投资，有学者认为，非营利性医疗机构应承担一定福利职能和社会公益事业，对外投资违背公立医院的公益性，不应是医院经济活动的内容，甚至有些卫生主管部门和财政部门也持反对和限制态度。

医院利用自身优势，以自有资金向其他单位投资，发展横向经济联合，获得一定的经济利益，这既符合医院自身的特点，也符合社会主义市场经济体制下事业单位发展的需要。医院对外投资的目的，是为了通过被投资单位的分配取得收益，使医院资金增值，或为了参与被投资单位的经营决策，控制其经济业务以配合医院业务的开展。

对于对外投资，国家有关法规制度是大开绿灯的，全力支持其合法经济活动。2006 年 5 月 30 日财政部颁发的《事业单位国有资产管理暂行办法》规定，事业单位国有资产的使用包括单位自有和对外投资、出租、出借、担保等方式。医院是事业单位主要组成部分之一，资产使用涵盖对外投资方式，是财政法规允许的，不应横加指责。

关于公立医院对外投资，国家政策、法规是允许其按照合法程序，建立独立法人公司的。国家财政部和国家卫生健康委员会制定的新《医院财务制度》第十章"对外投资管理"第五十四条规定，对外投资是指医院以货币资金购买国家债券或以实物、无形资产等开展的投资活动。对外投资按照投资回收期的长短分为长期投资和短期投资。投资回收期一年以上（不含一年）的为长期投资。第五十五条规定，医院应在保证正常运转和事业发展的前提下严格控制对外投资，投资范围仅限于医疗服务相关领域。医院不得使用财政拨款、财政拨款结余对外投资，不得从事股票、期货、基金、企业债券等投资。并在新制度中新增"短期投资""长期投资"科目对投出资产进行必要的管理与核算。可见新《医院财务制度》是允许医院对外进行投资的。公立医院控股投资建立的子公司能够服务于医院的发展战略，不影响医院的公立性质。原国家国有资产管理局于1995年颁发的《事业单位非经营性资产转经营性资产管理实施方法》也对公立医院对外投资做出了相应的政策规定："在保证完成本单位正常工作的前提下，可以用非经营性资产转作经营性资产，进行投资、入股、合资、合作和联营；开办具有企业法人资格的经济实体；可以用非经营性资产对外出借、出租。"国家财政部、国家税务总局《关于医疗卫生机构有关税收政策的通知》规定，对非营利性医疗机构从事非医疗服务取得的收入，如租赁收入、财产转让收入和培训收入，对外投资收入直接用于改善医疗卫生服务条件的部分，可抵扣应纳税所得额。这也在政策上保证了公立医院从事对外投资。

二、医院对外投资的几种形式

（一）实物资产的投资

可作为投资的实物资产包括库存物资等流动资产和固定资产，其中又以固定资产投资为主要形式。医院利用自身积累的资金、财政部门的专项拨款、外国政府贷款等融资手段，对公立医院本部以外的区域，或对外投资扩大医院基建规模；或购置大型医疗设备入股；或涉及其他非医疗领域投资。这类对外投资往往需要一个中长期的规划，医院通过不断投入大量人力、物力和财力，逐步扩大对外影响，实现医院综合实力的提高，提升其在医疗服务市场中的综合竞争力。

（二）无形资产的投资

医院是知识密集型行业，无形资产具有较高价值。医院利用自身所拥有的先进医疗技术、人员等，定期到联合医院、协作单位进行医疗活动；或者利用自己的科学研究成果、专利技术等应用于临床，如新技术、新疗法、新药品等，医院方只提供技术力量和临床标本，合作方提供资金、场地等。当转化为生产力产生效益时，医院根据协议分享利益。这种投资容易操作，风险较小，见效也较快。

（三）货币资金的投资

医院可将暂时闲置的资金购入债券，或委托银行等金融机构贷予其他单位，以定期获取利息收益；也可以投入一定的流动资金，兴办第三产业或以合资、参股等形式，与其他企业合办经济实体，风险共担、利益共享。如医院与医药公司办的联合药房，医院投资办的卫生材料厂、劳动服务公司等。

（四）混合型对外投资

即既有设备等实物资产的投资，又有医务人员劳务技术的输出，或是以某项投资为主，其他投资为辅。这也是目前医院运用比较多的一种投资形式。

三、加强医院对外投资管理的策略

（一）对外投资应当进行必要的可行性论证

对外投资程序不合法，首先表现在对外投资管理缺乏可行性论证。对外投资是一项复杂的经济行为，直接影响到医院的利益和发展，特别是长期投资，由于投资周期长、金额大，因此涉及风险也大。管理好各项对外投资，既要保证单位事业的长期健康发展，也要协调各方面的利益关系。医院在进行对外投资前，要进行投资规模、投资风险、投资收益论证。可行性论证主要包括：①投资适量性论证。适量性论证是对单位资金实力有一个充分合理的估量，以投资资金不影响医院正常资金周转为准。现行财务制度虽然没有从数额总量上对投资作出规定，但对投资资金来源作一审定，规定医院可用于投资的财产和资金是事业基金，不得用财政拨款和上级补助资金及维持事业正常发展资金对外投资。②投资风险论证。投资决策前必须进行风险论证，有比较地确定投资对象和投资形式，对未来可能出现的各种情况作出充分的估计，更多地考虑其中的风险因素，运用各种预测方法，对投资方案进行反复论证，以选择最合理的投资方案。③投资收益论证。对外投资的收益，既包括投资所带来的直接收益，也包括可能带来的潜在收益，只有在全面评价和考虑的基础上才能作出正确的决策。

同时，要加强对投资者的理性教育，客观了解经济环境、政策、法律和行业发展状况，根据医院的整体目标确定对外投资的相关策略。客观评价自身的风险承受能力，并据以确定投资项目的风险容忍度，认真做好投资可行性分析。一是财务管理人员应依据投资收益大于投资成本的原则进行投资决策的可行性分析，在考虑时间价值和风险的基础上选择未来现金流量的现值大于投资现值的投资项目。二是在投资可行性论证的过程中，可引进一些管理、技术和法律等方面的专家，咨询有关社会中介机构，提高论证的科学性和可信度，纠正认知偏差，减少决策失误。三是坚持集体决策的原则，形成决策权的有效制衡和相互监督机制，以抑制决策的非理性行为。

（二）投资单位要牢固树立公立医院资产是国有资产的产权观念

对外投资行为必须按照产权归属关系逐级申报和审批，非经营性资产转为经营性资产要报国有资产管理部门审批。对外投资的有形或无形资产要进行评估并将评估报告报上级主管部门批准备案，以保证投资行为的合理合法。由于对外投资是医院资金使用的组成部分，其投资规模的大小、期限的长短及风险的程度，对单位的日常资金周转和正常的业务活动都有一定的影响，因此，医院的对外投资必须按照规定的程序，报经上级主管部门和财政部门批准。

（三）加强对投资项目的过程监控

公立医院对投资创办的企业应建立现代企业法人治理机制来规范其运行，应成立专门的监管机构，执行科学系统的管理制度，实施奖罚结合的考核等手段，对投入资产的运行情况进行监督和管理。具体包括：①医院在选聘投资企业的管理人员时，应要求其具备良好的职业道德和心理素质，具有良好的相关知识背景和从业经验，以最大限度降低"道德风险"。②运用不同的财务战略，把握投资企业运营过程中的总体风险。出资者应密切关注被投资企业经营风险和财务风险的协调运行，使财务风险服务于经营风险，避免出现风险"双高"现象。在创立期，经营的不确定性使企业面临极大的经营风险，此时，财务管理人员应选择稳健的财务战略，尽量使用低风险的权益资本来满足企业支出的需求；而到了成熟期，企业市场份额增加，经营风险降低，财务管理人员可选择激进的财务战略，适量运用负债策略进行筹资，以充分获得财务杠杆效益，合理避税。③投资单位应严格授权，明确被投资单位内部每个层级的职责（即"向谁负责"），严禁投资企业越权行为的发生。医院可通过内、外部审计和财务控制等措施对所投资企业的落实执行情况进行多方位的监督，消除风险隐患。④与被投资单位建立起一个畅通的、贯穿企业内部各个层次的沟通渠道，规范企业的报告频率和报告内容并严格执行，以保证投资者及时了解经营主体道德风险的暴露情况，采取相应的控制措施和风险应对策略。⑤投资单位应建立与风险管理相适应的绩效评价体系和激励政策。一方面，通过疏导和激励使经营者避免经营管理中的短期行为，主动追求经营主体的价值最大化；另一方面，根据考核情况决定投资企业经营者的任用，制止其侵害投资者利益的行为，必要时应考虑企业的存续，以退出企业的方式实施资本保全。

（四）建立和完善对外投资审计

针对对外投资存在的问题，医院很有必要开展对外投资审计工作，应该把对外投资审计纳入日常审计范围，为管理者决策提供科学依据。

1. 完善内审机构建设，提高内审人员素质

医院的经济监督是全方位的，渗透到医院所有的经济领域。因此，大型综合性医院应设有独立的内审机构，配备专职审计人员。内审人员不仅要掌握财务知识，还要不断扩展知识面，努力掌握诸如经济管理、计算机、工程技术、资产评估等相关知识，有意识地向复合型人才转变。内审部门可采取走出去、请进来的方法，多方面吸收人才，同时加强对现有人员的培训：①可以参加卫生、审计等主管部门举办的短期知识培训，不断提高内审人员的专业素质；②依靠社会中介力量搞联合审计，请有关专家参与签证和评价活动；③聘用一些专业技术人员为

兼职审计人员，开展有偿审计。

2. 对投资项目进行事前、事中、事后的全程审计监督

①要使一个投资项目真正达到预期的经济效益和社会效益，必须从源头抓起。从对外投资立项开始，审计人员就应该介入，对项目的可行性论证和合同等进行审查。主要审查可行性研究所采用的各种方法是否科学，依据的各种资料、数据是否可靠，审查合同条款是否合法、合规，是否体现了公平互利的原则，有无对单位不利的条款等。②在实施过程中，坚持对该项目进行跟踪审计，将审计的结果通报投资各方。审计时要对照双方的合同、协议，审查对外投资收益情况、会计记录的真实性及投资各方的资产是否安全、到位，各方的权利和义务是否全面享受与履行，投资项目的内控制度是否健全，有无违反合同、协议的行为发生等。进行项目的跟踪审计，可以随时发现问题，纠正偏差，保证计划方案的正确实施。③项目合同、协议到期时，审计人员要及时对投资项目进行审计并核清债权债务，确保投资各方利益不受损害，并对项目作出综合评价。特别是对存在分配争议的项目，要加强各方协商，必要时可请中介机构进行评估，但内审人员应始终参与。

3. 建立科学的对外投资评价指标体系

医院对外投资的评价指标可以借鉴企业对外投资的指标，如投资收益率、借款偿还期、收益净现值、投资回收期等，将计算结果与可行性研究中所预期的效益做对比，评价投资项目是否取得了预期的效益。同时也要根据医院的特点，另行设计自身的综合评价指标。如果是医院方面的投资项目，要考虑治疗（检查）人次、病床使用率、检查阳性率等工作量指标；如果是科研合作方面的投资，要考虑课题成果评估、课题经费使用情况、预期临床治疗效果等功能指标。同时还要把对外投资的评价指标纳入医院法人代表离任审计中，以对单位主要领导人有无对外投资决策失误，作出客观公正的评价。

综上所述，公立医院用规定的资金渠道从事对外投资，回报于公益事业，符合医院自身的特点和财政拨款制度的改革趋势，合理合法。只要认真实施对外投资的管理，其行为可成为公立医院提高自身发展能力的有效途径，使公立医院更好地服务于主业、服务于社会。

第二节 医院负债管理

一、医院负债的概念

负债是指医院所承担的能以货币计量，需要以资产或者劳务偿还的债务，包括流动负债和非流动负债。流动负债是指偿还期在一年以内（含一年）的短期借款、应付票据、应付账款、预收医疗款、预提费用、应付职工薪酬和应付社会保障费等。非流动负债是指偿还期在一年以上（不含一年）的长期借款、长期应付款等。

医院负债是指医院所承担的能以货币计量，需要以资产或者劳务偿还的债务。在新《医院会计制度》中，也再次明确了医院负债管理的基本概念及内涵。医院负债具有以下特征：①负债是指已经发生，并在未来一定时期内必须偿付的经济义务。②负债是可计量的，有确切的或预计的金额。③负债一般情况下有确切的债权人和到期日。④负债只有在偿付，或债权人放弃债权，或情况发生变化以后才能消失。

二、医院负债经营的作用

负债经营将成为医院经营管理的重要课题，负债经营有利于扩大医院的经营规模，弥补医院自有资金的不足，增强医院的市场竞争力。资金规模是体现医院竞争实力的一个重要指标。医院通过负债经营可在较短的时间内筹集足够的资金，来引进各类专业技术人才，购买先进医疗设备及仪器设备，优化优势服务项目，创造良好的诊疗环境，提高服务档次，创品牌、创特色服务，扩大医院知名度，增强市场竞争力，提高社会效益和经济效益。同时，由于医院支付的债务利息是一项与医院收益无关的固定支出，当医院总资产收益率发生变动时，会给净资产收益率带来更大幅度的变动，这就是财务杠杆效应。由于这种杠杆效应的存在，当总资产收益率增长时，净资产收益的增长幅度比总资产收益率的增长幅度更大。因此，在总资产收益率大于债务利息率的情况下，负债越多，越有利于提高医院收益。

负债经营可以促使医院加强经营管理，提高资金使用效率，树立全员风险意识。医院占有的借贷资金越多，占有的时间越长，需要支付的利息就越多。这迫使医院加强经营管理，加速资金周转，提高资金使用效益，使医院管理人员日益认识到加强内部管理的重要性和迫切性。负债经营给医院增加了压力，因为本金和利息的支付是医院必须承担的义务。如果医院无法偿还，则会面临财务危机。这些压力会使医院管理人员加强自身约束力。

适度的负债经营，有利于医院盘活资金，激活医院的经营活力，增强医院的市场竞争力。实施负债经营，能弥补当前医院补偿机制的不足，减少政府财政拨款和医疗价格调整的压力；弥补医院短期资金的不足，满足医院建设与发展中急需的技术创新、设备更新等，使医院规模得以扩大。

市场经济是竞争经济，医院竞争的成败除了参与竞争的方式外，还取决于自身的竞争实力。资金规模是体现医院竞争实力的一个重要指标。医院通过举债可在较短时间内筹集足够的资金，把握发展机遇，实现资金流动的良性循环，从而增强其市场竞争能力。

三、医院负债经营所导致的风险

医院负债经营已成为一种比较普遍现象，虽然负债经营很普遍，但并不是说医院的负债额越大越好。医院如果不根据自身的具体情况，确定适当的负债比率，负债经营对医院发展将起消极作用。

负债经营使医院承担着财务风险，负债比率越高，财务风险越大。医院负有按期债务，势必引起银行信用的下降，过度的负债经营降低了医院的再筹资能力。医院负债会导致债务负担过大，债务到期若不能足额还本付息，就会影响医院的信誉，医院的再筹资能力就会下降，从而造成再贷款的困难。

医院如果资本运作不佳，势必给医院带来巨大的风险和压力，使医院背上沉重的包袱，甚至资不抵债，这可能会迫使医院采取给病人多开药、多做检查等方法来缓解压力，从而加重病人负担，不利于医患关系的改善。

一些医院投资缺乏长期战略考虑，短期行为过重。有些医院领导为了追求政绩，不断增加固定资产投资，盲目购买高档仪器设备。一幢幢高楼大厦拔地而起，负债经营加大了医院经营的财务风险。如果盲目扩大经营范围，不是打造自己的精品，而是看潮流决策，上项目你搞我也搞，相互竞争打拼，势必造成区域性医疗资源的极大浪费。走粗放型发展医院的道路，这种大发展没有自身的积累作支撑，完全靠大量举债，只会透支医院的未来，高负债有时会掩盖医院的真实效益，造成虚假繁荣的现象，不利于医院的长远发展。

适度的负债经营能给医院带来好处，但过度的负债经营又会给医院带来一系列的负面影响。因此，医院应该怎样负债经营，如何确定负债规模以形成最佳资本结构便是值得深思的一个问题。

在医院负债运营过程中可能出现的风险主要有：由于医学科学技术的飞速发展，竞争对手的规模、数量、技术水平的巨大压力，无法满足不断增长的医疗服务需求等原因带来的技术风险；由于医疗服务需求的个性化、多样化，市场竞争的激烈化、复杂化等一系列因素而导致的市场风险；由于自然环境变化、其他无法预料的突发事件等导致的环境风险；由于政治局势和经济环境、社会变化产生的社会风险；国家或地区的卫生政策、政府行为调整等产生的政策风险；由于医院管理者决策不科学、组织不合理、人员使用不当等导致的管理风险；资金周转不良、偿还能力差导致的财务风险等。

四、医院负债经营中应注意的问题

（一）加强对负债投资项目管理

定期进行本量利分析，针对存在的问题迅速做出相应决策，最大限度地提高设备利用率。加强对投资项目的统筹管理，保证投资收益的合理分配，避免收益吃光、分净。

（二）经营者必须明确医院负债经营，风险与利益是并存的，务必重视资本的经营管理

举债经营必须瞄准市场补充新的资金，强化集约经营的思想，为未来的风险

承担责任。一个经营良好的医院所建立起来的"声誉"也是一笔无形资产。医院信用相对于医疗市场的流动资本而言影响更为深远，如果一个医院盲目投资，债台高筑，入不敷出，将会令人望而生畏。历尽千辛万苦创建出来的任何荣誉和任何辉煌的历史，都可能毁于一旦。

（三）完善、健全公立医院负债经营保障评价系统

为了避免债务风险，达到调整医院的资产负债结构的目的，必须加强负债经营监控管理，充分运用财务经济分析中的资产负债率、流动比率、速动比率等指标进行评价。这些指标在负债经营中不仅反映维护债权人和投资人的权益，还关系到医院是否能持续、正常地经营，保证医院不出现亏损。医院自有资金占医院资本的比重较大，负债率相对较低，现金流量状况良好，一定有利于医院的生存和发展。而流动比率是衡量医院资产流动性的重要指标，自然要求医院的流动资产在清偿流动负债以后还有余力去应付日常医疗经营经济活动中的其他资金需要。

五、医院负债经营财务风险的产生及预警

（一）医院负债经营财务风险产生的原因

1. 客观原因

（1）复杂的宏观环境

存在于医院之外的经济环境、法律环境、市场环境、社会文化环境和资源环境等因素，是难以准确预见并且无法改变的。它们会对医院财务管理和资金运用产生重大的影响，为医院发展带来某些机遇，同样，也可能使医院运营面临某种威胁。

（2）金融市场的波动

医院负债经营中的银行贷款利率是会随着金融市场的波动而升降的，如医院采取短期贷款方式融资时，遇到金融紧缩、银根收紧、短期借款利率大幅上升的状况，就会引起利息费用剧增、收益下降，从而导致财务风险。

（3）国家政策的调整

随着我国政府禁止外商投资医疗服务的禁令被取消，外资和私人投资于医疗卫生服务领域的份额逐步加大，医疗竞争市场变得更加激烈。同时政府财政又不断地减少对医疗服务事业的投入，在医疗市场竞争激烈的情况下，医院为了发展不得不举债运营，风险也就随之增加。

2. 主观原因

（1）医院内部财务管理不科学

在资金管理及使用、利益分配等方面，医院与内部各部门之间、医院与上级部门之间存在权责不明、管理缺位的现象，从而导致医院资金使用效率低下，资产流失严重，使得资金的安全性、完整性无法得到保证。

（2）缺乏风险意识

在现实工作中，我国许多医院的财务管理人员认为只要管好、用好资金，就不会产生财务风险，缺乏风险意识，从而导致财务风险的产生。

（3）主观断定投融资决策

在做出投融资决策时，医院没有对投资项目的可行性进行周密系统地分析和研究，对决策所依据的经济信息也了解得不全面，仅凭着经验主观决策，导致投资决策失误，给医院带来巨大的财务风险。

（4）营运资金管理不协调

目前我国医院的资产和负债比例存在一定的结构失衡现象，如药品、器械和医用耗材等不可短期变现的资产所占比重相对较大，积压存货、库存物资流动性差，这样不仅占用了医院大量资金，而且医院必须为此支付大量的保管费用，导致医院费用上升，效益下降，由此便带来财务风险。

（二）医院负债经营财务风险的预警

1. 建立医院负债财务风险监测预警流程

财务风险预警是指运用指标及模型对医院的负债经营、资金使用和财务收支运行动态进行监测，在警情扩大或风险发生前及时发出信号，使其充分发挥"警报器"的作用，真正成为医院财务风险诊断的一种工具。医院财务风险监测预警的灵敏度越高，就能越早地发现问题，使医院管理者提前采取应对措施，规避可能发生的财务风险。

2. 发挥政府的宏观管理与监管职能

医院负债经营必然会带来一定的风险，医院效益的好坏不仅仅关系到医院自身的生存与发展，也直接关系到人民群众的切身利益和社会稳定。因此，政府应加强对医院负债融资活动的宏观管理，完善政府的调控指导与监管职能。政府主管部门应进一步规范医疗市场秩序，完善各项财务规章和资金管理制度，及时修订医院贷款相关政策与管理方法，使广大医疗机构在负债融资时明确应该做什么、如何去做等。同时，应加大责任追究力度，对于给医院经营带来重大损失的主要决策人员，应追究其相应的经济责任和法律责任。在投资决策方面，政府主管部门应认真掌握医院重大项目贷款的额度和标准，严格控制医院的盲目举债建设行为。对有一定实力、发展势头良好、群众满意度高的医院，在允许的范围内可实行一定的政策倾斜，必要时可给予一定的财政支持；对社会效益和经济效益低下、长期亏损且偿还风险过大的医院应及时采取强制措施，实行财务监管，严密防范风险。

3. 完善对外业绩信息发布制度

为实施有效监管、加强风险控制，对于财务管理较规范、基础条件具备的部分医院，可借鉴企业的经验，建立并完善医院财务业绩信息发布制度。通过实施医院财务业绩信息发布制度，规范医院信息发布的内容与方法，及时、真实、透明地报告医院运营效益和重大投资项目执行情况，进一步提高医院资金使用、负债融资运作的透明度，督促医院增强自我管理、自我约束的能力。同时，政府主管部门应加强对医疗市场发展有深远影响因素的研究，及时掌握和了解银行金融市场以及其他投资机构对医院的反映和要求，努力改善医院的外部运营环境，拓展医院与国内外金融机构、风险投资者以及中介机构的沟通渠道，不断提高我国医院的良好信誉，争取得到更多的外部资金支持。

4. 实行稳健的融资策略

目前，负债经营的医院有两种情况：一是适度负债，按时偿还，医院加快发展；二是过度负债，难以偿还，医院失去活力。因此，在医院负债经营过程中，关键是要把握一个度，敢于负债、善于负债、科学管理、规避风险是医院负债经营成功的关键。在进行负债决策时，应当采取稳健的融资策略，充分估计未来各种不确定因素对医院发展可能产生的不利影响，努力在控制融资风险与谋求最大收益之间寻求一种均衡。既要尽力加大债务资金在医院资金总额中的比重，以充分享受财务杠杆利益，又要规避由于债务资金在医院资金总额中所占比重过大而带来的财务风险。同时，医院做出负债经营策略时应合理制定出一个负债警戒线。企业负债是有限度的，根据不同企业的性质，对其资产负债率有不同的控制线。医院是卫生事业单位，对医院资产负债率更应严格控制，应该比一般企业要低一些。另外，考虑到我国医院正处于改制与变革阶段，加入 WTO 后医疗市场的准入、国外医疗机构的进入对我国医院的冲击等问题，如果负债率定得过低，会影响甚至限制医院的进一步发展。我国医院的现金流较大，一所大型综合性医院每天的现金流量达数百万元，其流动比率、速动比率均较高，此时医院负债率可以适当高一些。

六、医院负债经营的管理与控制

负债经营是医院在较短时间内实现跨越式发展的一条必由之路。一般情况下，负债成本必须低于投资项目预期回报，否则经营无利可图，任何优惠的筹资条件和诱人的投资项目都是不可取的。因此，最大限度地提高医院经济效益是负债投资的总原则，合适的负债成本是负债经营的前提条件。为防范负债经营风险，医院应正确把握负债的量与度，采取以下风险控制策略。

(一) 加强风险意识

医院不能大肆筹资举债，一味地追求大规模而增加财务负担。过度负债不仅会使医院背上沉重的利息包袱，一旦医院负债融资失控，无法按时支付到期债务甚至资不抵债，医院将面临丧失信誉、负责赔偿的风险，甚至破产。因此，医院要科学决策，量力而行。首先考虑生存，然后才是规模发展。应排除一切不利于生存发展的因素，不能冒生存受威胁的风险，要树立强烈的风险意识来控制风险。医院应判断进行负债经营对医院是否有利，即医院的息税前资金利润率是否高于借款利息率。如果计算出的利息率高于息税前资金利润率，就不能举债，只能用增加权益资本的方法筹资，并且应努力减少现有债务，避免财务杠杆的反作用，否则就会使医院陷入财务困境，这是医院负债经营的先决条件。

（二）要考虑举债规模，科学论证投资项目

医院应兼顾财务杠杆利益和财务风险，充分考虑医院未来业务收入的增长幅度及稳定程度、行业竞争情况等因素，以确定最佳负债规模，使权益资本和负债资本之间保持适当的比例关系。过分强调能提高医院权益资本收益率的财务杠杆作用，举债过多，会增加财务风险，一旦医院经营不善或经济环境恶化，息税前资金利润率就可能下降到利息率以下，使主权资金利润率也相应降低，加重医院的财务危机。对于投资项目，要认真客观地分析资金的成本、项目的投入与产出、发展前景是否具有可持续性等，科学地分析论证项目的社会效益和经济效益，注重分析投资回收期、投资报酬率等。总之，对于医院负债经营的项目，一定要进行详尽的科学论证。

（三）必须考虑合适的举债方式

随着改革开放的深入，举债方式也由过去单一的向银行借款发展到可多渠道筹集资金，如向资金市场拆借、发行医院债券、使用商业信用，甚至可以引进外资等。合适的负债成本是负债经营的前提条件。综合考虑资金成本、财务风险等因素，医院负债应首先选择资金成本低、风险小、容易筹资的商业信用。总之，向银行借款要力求谨慎，合理控制借款规模。

（四）加强营运资金管理

①用投资净现值法、现值指数法、内含报酬率法等决策长期投资，认真分析项目的可行性，并对有关不确定因素进行定性和定量分析，充分考虑未来经济环境可能会出现的变化，修正投资方案，降低投资风险，提高投资成功率。

②短期经营性负债时，提取技术项目开发基金、坏账准备金等。

③在进行固定资产投资、项目技术改造时，应采取加速折旧补偿、提取风险补偿金等措施。

④减少存货，降低原材料库存，以改善资金不足的状态。

⑤适当处理固定资产闲置过多、短期内不能发挥作用的情况。

⑥向外筹集新的资金，投资有较好预期回报的项目。

(五) 优化资产结构

优化资产结构是有效化解和抵御负债风险的重要方法。如进行固定资产投资、项目技术改造等应采取加速折旧补偿、提取风险补偿金等措施。进行短期经营性负债，在具体实施过程中应提取技术项目开发基金、坏账准备金等；在资金不足的情况下，应减少存货，降低原材料库存；固定资产闲置过多，短期内不能发挥作用的，应进行适当处理；若项目有较好的预期回报，就应向外筹集新的资金。

总之，在市场经济环境下，医院经营者要正确认识负债经营的利弊，树立风险意识，冷静分析，把握机遇，争取以最小的负债风险获取较大的收益与回报，确保自我发展机制良性运行。

第三节　医院净资产管理

一、医院净资产概述

(一) 医院净资产概念

医院净资产是指医院资产减去负债后的余额，是医院固定资产、流动资产、无形资产和所有债权减去负债后的资金总额的反映。它表明医院的资金规模和经济实力。医院净资产来源于财政投入、医院运转的结余、吸收社会不需要偿还的资金。医院净资产的增加反映医院筹集资金大于消耗资金，反之则反映筹集资金小于消耗资金。其计算公式为：

$$净资产=资产-负债$$

$$净资产=固定资产+流动资产+无形资产+债权-负债$$

医院净资产由基金和待分配结余构成。基金是资金提供者提供或在开展医疗服务过程中形成的，用于维持医院的经济运转或有指定用途的不需要偿还的资金。待分配结余是医院取得的各项收入和各项支出相抵后所形成的结余中尚未进行分配的部分。从这个意义上，该会计等式还可表现为：

$$资产=负债+净资产=负债+基金+待分配结余$$

（二）医院净资产的特点

①净资产体现了医院资产所有者以及资产占有、使用者依法享有的权益。医院依法享有对单位资产包括净资产的占有权和使用权，以保证单位事业计划任务的完成。因此净资产既体现了所有者的权益，也体现了单位占有和使用者的权益。

②净资产是医院无偿占有的经济资源。在医院的资产中，净资产和负债都是医院拥有的经济资源，其中负债是需要偿还的，作为借入的经济资源，它将随着债务的清偿而消失；而净资产则不同，作为开展业务所必备的重要条件，它是由医院依法无偿占有和使用的经济资源。

（三）医院净资产的来源

医院净资产的形成有很多渠道，但一般来源于以下几个方面：

①政府或投资者初建拨款。政府或投资者创建医院时的原始投入构成医院净资产的来源之一。

②政府拨款、上级主管部门拨款、主办单位拨款。医院每年收到上述款项，收支相抵后的结余也构成医院净资产。

③医院的各项收支结余。医疗收支、药品收支、对外投资收支、其他收支相抵后的金额经过分配后，形成净资产。

④接受捐赠。医院接受其他单位、个人捐赠的实物资产、货币资产也是医院

的净资产。

(四) 医院净资产的分类

医院净资产按不同的标准有如下分类：

1. 按经济内容分类

医院净资产按其经济内容可分为基金和结余两部分。基金是资产提供者投入医院的各种资产，有国家投入的，有上级主管部门投入的或主办单位投入的等。

结余是医院在完成业务活动过程中的收入与支出相抵后的余额。具体又分为：

①事业基金。是指医院拥有的非限定用途的净资产，可由医院安排使用的基金，主要包括滚存的结余资金和科教项目结余解除限定后转入的金额等。

②专用基金。是指医院按规定设置、提取的具有专门用途的净资产，如职工福利基金、医疗风险基金等。

③待冲基金。是指医院使用财政补助、科教项目收入购建固定资产、无形资产或购买药品、卫生材料等物资所形成的，留待计提资产折旧、摊销或领用发出库存物资时予以冲减的基金。

④财政专项补助结余及待分配结余。分别是指医院需结转下年继续使用的未完工项目的财政专项补助结余，以及医院在一定时期内各项收入与支出相抵后的未分配结余。

2. 按照是否限定用途分类

(1) 限定用途的净资产

国家财务制度规定或者政府部门和社会出资者指定了专门用途的净资产，包括医院购建固定资产形成的待冲基金和投入或按规定提取的专用基金等。

(2) 非限定用途的净资产

国家财务制度没有规定或者政府部门和社会出资者没有指定专门用途的净资产。包括事业基金和由结余形成的净资产，还包括资产提供者提供资产时，没有附加条件，医院可以自主支配的净资产和资产提供者限定条件消失后可自主支配的净资产。

（五）医院净资产的计价与保全

1. 医院投入净资产的计价

医院净资产与企业所有者权益一样，只有在资产提供投入时，才能以资产的价值来计量。投入净资产的计价原则是按当期实际发生或者转入的数额计价，但也要区别不同的投入形式进行计价。当提供者提供货币资金时，不存在提供资产的计价问题，以实际收到或存入银行的货币资金数额计价。当资产提供者提供实物资产时，首先应当对实物资产进行计价。提供的流动资产按投入单位的账面价值或市价计价，提供的固定资产按双方经过协商所确认的数额计价，或按资产评估机构的评估价计价。当提供的是无形资产时，按双方所确认的或资产评估机构评估价计价。

2. 存续期间净资产的计价

净资产的数量除了在资产提供者提供时可计量以外，在单位存续期间的任何节点上，都不能直接计量，要按照一定的方法如固定资产计提折旧之后、计量资产和负债以后，根据资产负债计量的结果计量净资产。

3. 医院净资产的保全

医院净资产保全是医院财务管理的一大原则，医院只有保全了资产，才能在原有的规模上持续进行业务活动，否则业务活动能力将逐渐减退。医院期末净资产金额等于或者大于期初资产金额时，表明医院的净资产得到了保全。

二、医院净资产的管理

（一）医院事业基金的管理

根据新《医院会计制度》的规定，医院事业基金是指医院拥有的非限定用途的净资产，主要包括滚存的结余资金和科教项目结余解除限定后转入的金额等。事业基金是医院根据事业发展的需要积累储备的资金，医院应当统筹安排，量入为出，合理使用。经济运转较好的医院，其事业基金规模逐步增长；经济运转不好的医院，事业基金会逐步减少，当减少到一定程度时，医院经济运转就会出现困难，业务的正常开展就会受到影响。因此，要防止盲目过度使用事业基金修建房屋，购置设备，以及对外投资。在使用事业基金时，要进行充分的论证分析，在保证医院流动资金充裕的前提下，方能有计划地使用和对外投资。通常情况下，在年度收入大于支出时，要及时转增事业基金；在支出大于收入时，要用上一年度的事业基金弥补收支差额。在使用事业基金对外投资时，要保证对外投资的安全与完整，防止资产的流失，注重投资收益，确保事业基金的保值增值。当对外投资增加时，要根据原价和投资价的差价额，及时调整投资基金；当对外投资收回或发生损失时，要相应调减投资基金。

（二）医院专用基金的管理

专用基金是医院按规定设置、提取的具有专门用途的净资产，如职工福利基金、医疗风险基金等。医院专用基金一般不直接参与业务经营活动，其运动过程具有相对独立性。医院设置专用基金具有重要的现实意义。医院的资金类型多种多样，各种资金的管理要求也有所不同。在开展医疗服务时，一部分资金可根据单位正常业务支出的需要而使用，但也存在另一类的资金，其支出范围和额度受到严格的限制，需要必要的积累，以满足某方面支出的需要，如在支出中提取的职工福利费，只能用于职工的福利开支。因此，设立职工福利基金便是顺理成章的事。设置专用基金同时也符合医院的特点，符合改革开放和加强财务管理的要求，有利于正确处理国家、集体和个人三者之间的利益关系，对医院的发展具有促进作用。对于专用基金的管理应遵循"先提后用，专款专用"的原则，而且要专设账户，计划使用。具体来说：

1. 先提后用

先提后用，表明医院应当量入为出，根据专用基金的额度安排支出项目，不允许编制赤字使用计划或账面出现赤字，防止出现财务风险，注重基金的积累。为此，医院首先应当按照规定的渠道和比例，及时提取专用基金，在确保专用基金资金来源的基础上，医院才能按照规定和需要安排支出，做到先提后用，这样才能确保资金使用的科学、合理、安全。

2. 专款专用

专款专用，即具有特定来源的专用基金只能用于规定的或者专门的用途，不允许挪作他用。医院要严格按照各项专用基金的用途使用专用基金，并实行独立核算，加强管理，而不能任意改变专用基金的使用范围。因特殊情况需改变基金用途的，应以书面形式向主管部门或财政部门申报，经审查批准后方可使用。应严格按照规定的开支范围和标准使用各项专用基金。同时，还要注意划清各项专用基金的开支界限，除国家规定可以合并使用的外，一般不得相互挤占、挪用，做到专款专用。

3. 专设账户

专设账户指单独设置专用基金账户，实行单项收支平衡，专项结报。医院对专用基金的取得和使用应单独设置账户进行反映，以便提供足够的信息，便于财政部门与主管部门对专用基金使用情况和使用效果进行考核和监督。专设账户，单独核算，把专用基金和其他基金或者资金区别开来，为专用基金实行专款专用创造条件。

4. 计划安排

医院在使用各项专用基金时，必须有计划、合理地使用。医院应编制各项专用基金的收支预算，以专用基金的资金来源和积累情况为依据，及时调整提取比例，该多提的就多提，需少提的就少提，并合理安排各项支出。当基金数额有限又要解决多个项目时，医院应根据具体情况，区别轻重缓急，把资金用在刀刃上，满足真正急需资金项目的需要，使之发挥更大的使用效益。如职工福利基金是医院按规定提取的和结余分配形成的用于职工福利的资金，用于职工的福利设施、集体福利待遇等支出。职工福利基金是按国家规定标准和一定比例提取形成的，医院不得随意提高或降低职工福利基金提取比例。在支出上，因为直接涉及职工的切身利益，在使用时，应当根据职工福利基金的结存数和当期提取数，量入为出，编制收支计划预算安排。对重大的开支项目，计划安排和支出决策要充分发扬民主，接受群众监督，严格按照规定的福利基金开支范围执行。其他专用基金的使用亦要按照上述原则来进行。

（三）待冲基金的管理

待冲基金是医院使用财政补助、科教项目收入购建固定资产、无形资产或购买药品、卫生材料等物资所形成的，留待计提资产折旧、摊销或领用发出库存物资时予以冲减的基金。待冲基金分为"待冲财政基金"和"待冲科教项目基金"。其中，"待冲财政基金"是指使用财政补助购建固定资产、无形资产或购买药品、卫生材料等物资所形成的，留待计提资产折旧、摊销或领用发出库存物资时予以冲减的基金；"待冲科教项目基金"是指使用科教项目收入购入固定资产、无形资产或购买药品、卫生材料等物资所形成的，留待计提资产折旧、摊销或领用发出库存物资时予以冲减的基金。

相关固定资产、无形资产各期计提折旧、摊销一并冲减的待冲基金金额按照以下公式计算确定：

相关资产计提折旧、摊销时应冲减的待冲基金金额 = 相关资产应计提的折旧、摊销额×相关资产入账成本中财政补助资金或科教项目资金所占的比例

相关固定资产、无形资产在提足折旧、摊销前处置、盘亏的，以及相关库存物资在领用发出前发生盘亏、变质、毁损的，应当在将该资产予以冲销的同时，将该资产所对应的尚未冲减完毕的待冲基金一并冲销。

加强对待冲基金的管理，有利于防止资产流失，有利于调整和盘活固定资产，充分发挥资产的使用效率。其具体管理要求是：一是医院在使用待冲基金购建固定资产、无形资产或者购买药品、卫生材料等时，要在进行实物或项目登记的同时，分不同情况，按照规定的计价原则和方法及时调增待冲基金。二是医院使用待冲基金以融资方式租用固定资产和以分期付款方式购置的固定资产，应当以实际支付结算的租金和分期付款的金额增加待冲基金，未付租金和款项，作为负债处理。三是医院在使用待冲基金对固定资产报废、转让、盘亏及用固定资产对外投资等情况下，一定要按规定计提折旧，在此基础上按规定调减待冲基金。

三、医院净资产的控制与分析

(一) 医院净资产的控制

医院净资产的控制一般包括:

1. 净资产的保全控制

医院净资产保全是医院进行医疗活动的资金保证。医院要努力增收节支,增加结余,广开财路,增加医院净资产金额。同时要对亏损进行有效控制,挖掘潜力,查找原因,切实做到净资产保全。

2. 加强净资产批准授权控制

医院净资产的使用要建立健全审批授权控制,如事业基金对外投资控制的审批程序、待冲基金增加减少批准控制制度、专用基金使用控制制度等。只有建立健全审批制度,明确职责权限范围,才能有效地加强净资产管理。

3. 加强净资产的账务处理控制

医院净资产的计算与账务处理联系比较密切,净资产计算的准确与否,与会计基础工作、账务处理有一定的关系,该记的收入不记账、该记的支出不记账,或计算不准都会使净资产不真实。因此,必须加强净资产的账务处理控制。

(二) 医院净资产分析

1. 医院净资产的分析

①净资产结构分析。医院净资产中事业基金、专用基金、待冲基金等的结构是否合理,医院事业基金能否满足医院正常业务需要等。②净资产余额分析。主要是医院净资产期末余额较期初余额的比较分析。③事业基金中投资基金占一般基金的比例分析。④专用基金使用情况分析等。

2. 医院净资产有关指标

①净值比率。是指医院权益对总资产的比率,显示医院权益占总资产的比率。比率越高,负债比率就越低。其计算公式为:

$$净值比率 = \frac{医院净资产总额}{资产总额} \times 100\%$$

②净资产周转率。是指医院业务收入与净资产的比例关系，反映运用净资产的效率。其计算公式为：

$$净资产周转率 = \frac{业务收入}{1/2（期初净资产+期末净资产）}$$

③净资产保值增值率。这反映医院净资产的完整性和保全性，100%为保值，大于100%为增值。其计算公式为：

$$净资产保值增值率 = \frac{期末净资产总额}{期初净资产总额} \times 100\%$$

第四节　医院财务控制与监督

在医院财务管理工作中，财务控制是一项重要职能，医院的任何一项财务活动都需要控制。财务控制是通过对财务活动加以有效约束和调节、疏通和合作，使个别、分散的财务行动按预定目标运行的过程。财务控制要以消除隐患、防范风险、规范经营、提高效率为宗旨和目标，建立全方位的财务控制体系、多元的财务监控措施和循序渐进的多道财务控制防线。

一、医院财务控制

（一）财务控制的目的

①对理财目标本身进行控制，使它达到积极先进的水平，进而确定一个优良的财务活动运行轨道。

②对理财目标的执行情况进行控制，消除财务活动运行结果与既定目标的偏差，以保证整个财务活动过程按照既定的目标进行。

③通过财务对经营活动进行控制，使经营活动的发展符合理财目标，并保证理财目标的实现。

(二) 财务控制的地位与作用

1. 保证作用

通过控制资金占用规模，保证医院正常业务活动对资金的合理需要；通过控制资金占用结构，保证医院业务活动持续高效地运行；通过控制资金耗费价值的补偿，保证和维护医院业务的顺利进行。

2. 促进作用

通过对资金占用的日常控制，促进医院加速资金周转；通过对资金耗费的控制，促进医院提高经济管理水平，不断增收节支，提高经济效益。

3. 监督作用

通过控制医院各项财务收支，监督医院严格执行党和国家有关方针政策与财经纪律，防止违法乱纪，保护医院资产的安全与完整；通过控制医院财务活动，监督医院坚持社会主义办院方向，防止损害国家利益和病人利益，以利于医院的健康发展。

4. 协调作用

通过控制资金运用的结构与规模，控制资金的收入、支出及分配，协调国家、单位、病人及职工个人之间的经济利益关系。

(三) 财务控制的形式和主要方法

1. 财务控制的形式

财务控制可采取多种多样的方式，而且随着客观环境的变化而变化。医院常用的控制形式包括集中控制和分级控制。

(1) 集中控制

集中控制是指由一个控制中心对所有子系统的情况进行集中加工、处理，集中指令，操纵所有子系统的财务活动的控制形式。集中控制，一般适宜于规模较小的医院。

（2）分级控制

分级控制是指在一个最高控制中心的领导下，按照整个系统内在的结构层次，分别设置不同级别的控制中心，层层控制，分级控制，一般适用于规模较大的医院。

2. 财务控制的主要方法

（1）组织控制法

医院要实行财务控制，不仅要有控制目标，而且要有实施控制的机构，有些目标还要按照机构设置状况进行分类或分解，以便于贯彻和执行。合理的组织规划是保证经济业务按照医院既定的方针执行，提高经营效率，保护资产和增强会计数据可靠性的重要条件。各个医院所处的环境、规模大小以及业务复杂程度不同，组织机构也应根据各单位的不同实际情况而定。机构设置以后，首先要进行职责划分，明确规定每一层次机构的任务和应负的职责，还要按不相容职务分离的原则，规定相互配合与制约的方法。组织控制法是一种事前控制法。

（2）授权控制法

授权控制，是指各项经济业务的办理，必须由被批准和被授权的部门或人员去执行，也就是说单位的各级人员必须获得批准或授权，才能执行正常的或特殊的业务。授权控制是一种事前控制，能将一切不正确、不合理、不合法的经济行为制止在发生之前。进行授权控制，首先要求医院内部要有授权环节和明确各环节的授权者。第二，授权级别应与授权者地位相适应。第三，要求授权人是称职的人员，对于不能胜任的人不得授权。第四，严格要求各级人员按所授权限办事。对在授权范围内的行为给予充分信任，对其超越权限之外的行为不予认可。第五，无论采取什么样的授权方式，都应有文件记录。

授权按性质可分为一般授权和特定授权。一般授权是指单位内部对正常业务范围内的授权，是根据既定的预算计划、制度等标准，在其权限范围之内对正常的经济行为进行的授权。与一般授权不同，特别授权的对象是对某些非经常经济行为进行的专门研究作出的授权，这些经济业务往往是个别的、特殊的，一般没有既定的预算、计划等标准作依据，需要根据具体情况进行具体分析和研究。

一个医院的授权控制应做到，医院所有人员不经合法授权，不能行使授权权，按照责权利相结合的原则，在合理分工的基础上，授予各层次管理人员以相应的权限并赋予相应的责任，各级上级领导授权后应按规定执行，以身作则，不能越权办事。授权控制对于保护医院财产安全与完整，防止发生弊端是一项重要措施。

（3）目标控制法

目标控制法是指一个单位内部的管理工作应遵循其创建目标，分期对经济业务活动制定切实可行的计划并对其执行情况进行控制。目标控制是一种事前控制。

实行目标控制，第一，要根据财务控制的对象与要求，制定控制目标。第二，根据财务指标的组成因素，分解目标，落实到责任单位，做到层层把关。第三，规定财务指标责任单位的权责利，并制定相应的奖惩办法。第四，连续不断地检查财务目标的实现情况，并与计划进行比较，揭示差距，查明原因，及时采取相应措施。第五，对财务目标达到的情况进行考核，做到奖惩兑现。

为了进行目标控制，医院都要编制计划，实行分级分口管理，推行全面经济责任制。对医院内部职能目标任务的完成情况进行严格考核。

（4）预算控制法

预算控制法是以预先编制的财务预算为标准来实施控制的方法。实际上，预算是在年度经济业务开始之前根据预算期的结果，对全年经济业务的授权批准控制。医院预算按其内容可分为财务收入预算、财务支出预算、财务收支综合预算等；按时间则可分为长期预算、短期预算、临时预算；按形式分为固定预算、滚动预算和弹性预算。医院预算是由多个相互联系的预算组合而成的严密的控制体系。

预算控制能够最大程度地保证预算得以实现，通过对预算目标与实际执行情况的比较，可以及时了解实际进展情况，找出存在差异的原因，反映原始预算的现实性和可行性，据此决定原始预算是否修改，使之更有利于目标执行的科学性与合理性。预算控制的方法包括制定预算、指标分解、指标落实、检查考核与奖惩兑现等，与目标控制法相似。

（5）措施控制法

这里所说的措施控制法主要指政策制度控制、记录控制和实物控制。

①政策制度控制。政策制度控制主要指以国家有关方针政策及医院的计划预算、制度作为控制手段。现代医院财务管理绝不能在基础工作不扎实、管理制度不健全的环境中进行。因此，医院内部要建立健全财务管理制度及其他各项制度，按照国家有关法律法规，结合医院的实际情况而定，使医院的财务管理做到有章可循。

②文件记录控制。文件记录在医院财务控制中有着重要的地位，要使文件记录有效，必须要进行可靠性控制。各种文件记录资料的可靠性主要来源于经济业务的真实性及反映的准确性，各种资料的记录反映应符合其内在联系的规律性。按文件记录的性质可分为管理文件和会计记录。

③实物控制。这里的实物包括医院的资产、物资及会计账表等。实物控制是指为保护各种实物的安全与完整，防止舞弊行为所进行的控制。实物控制的主要内容包括：实物的限制接近，根据医院的实际情况，一般情况下限制接近现金，限制接近库存物资及其他容易转作个人使用的实物，以及会计账单、账册、账簿，实物的保护和定期盘点清查。

（6）责任控制法

科学的组织结构、合理的分工、建立适合医院特点的责任制度是财务控制的一种有效形式。

二、医院财务监督

（一）医院财务监督的内容

医院财务监督贯穿于医院财务管理的各个方面。其主要内容有：预算管理的监督、收入管理的监督、支出管理的监督、资产管理的监督、负债管理的监督等。对单位预算管理的监督，包括监督预算的编制是否符合国家有关方针、政策和财务制度的规定，是否符合事业计划的要求，是否科学合理，是否按规定报批；监督预算执行情况，主要即收入管理的监督和支出管理的监督。如各项收入是否符合规定，财务收支审批制定是否健全，有无乱收、多收、漏收、少收、挪用、截留、坐支、私设小金库现象，是否擅自扩大开支范围和提高标准等；对资产管理的监督，包括是否建立健全控制制度，资产管理业务职能是否分离，结余分配是否按照规定，专用基金是否专款专用，有无挤占、挪用现象，对外投资是否报批等。

（二）财务监督的分类

财务监督按监督的时间顺序，可以分为事前监督、事中监督和事后监督；按监督的范围可以划分为全面监督和专题监督；按监督的组织方式可划分为内部监督和外部监督。

财务检查是财务监督的重要方法和手段，是根据财务监督的总体要求，由专门人员对单位的财务活动和财产物资所进行的检查。财务检查有经常性检查、定期检查和专题检查、财务大检查。经常性检查一般由专业人员负责进行；定期检查通常在年终、季末或月底，由专业人员或有关人员参加，如物资盘点等；专题检查和财务大检查一般为适应特殊需要，组织有关方面代表参加，对某些财务问题进行检查，或对财务管理、财务指标和财经纪律执行情况进行全面的检查。

财务检查的工作方法有下列几种：①账务检查，即以会计账簿凭证、报表等会计资料为对象进行的检查；②实物检查，即对单位的实物资产的存放、保管以及领用制度等方面的检查，通过实物检查，确认账款账物是否相符，保证国有资产的安全与完整；③现场检查，即对一些通过财务检查还不足以全面、真实地反映的问题，为了进一步查明事实而进行的检查。

财务检查对于合法、合理使用资金，保护公共财产，贯彻执行财务计划，维护财经纪律，加强财务管理，具有一定的作用。

财务监督对于贯彻执行国家财政、经济方面的方针、政策、法令、制度，严肃财经纪律，加强经济核算，促进增收节支，保证单位收支预算的实现，提高资金使用效率，保证国有资产的安全与完整，提高经济效益和社会效益都具有重要的作用。

三、当前医院财务控制与监督存在的问题及对策

（一）当前医院财务控制与监督存在的问题

1. 会计信息失真

虽然过去旧的医院会计制度的缺陷导致了会计信息失真，如未规定设置"累计折旧"科目核算固定资产价值变化导致医院资产虚盈，医院未计提减值准备造成资产不实，但主要是医院自身原因导致的会计信息失真，如人为扰乱会计秩序、捏造会计事实、篡改会计数据、会计核算不规范，造成资产、收支、结余及债权债务不实，导致决策失误，甚至造成国有资产流失。

2. 投资决策盲目

现今公立医院医疗设备投资采购一般由领导或使用部门提出，投资决策过程中出具的可行性研究报告大多由使用设备的业务部门完成，很少有财务部门参与。可行性研究报告中的经济效益分析缺乏专业性，可信度低，容易造成盲目投资，导致医院固定资产有效配置率不高，利用程度低，造成资金浪费。此外，由于很多医院缺乏先进的管理理念，管理手段单一，管理方法落后，资产管理不善，账实不符，医院财务管理存在较大风险。

3. 违法违纪现象频发

由于未建立或未落实科学的内部会计控制制度，未实行全面有效的财务预算管理，导致公立医院违法违纪现象频发。如有的医院印单（票）分管制度、重要空白凭证保管使用制度及会计人员分工中"内部牵制"原则等未得到真正落实，一人经办经济业务的全过程，私设账外账和"小金库"，不法分子利用内控不严的漏洞大量收受贿赂、贪污公款、挪用资金。

（二）医院财务管理失控的原因

1. 外部监管控制缺失

医院出资者和医院之间的法律关系模糊不清，对公立医院管理依据的只是行

政法规，法律效力低，导致政府对医院的监控力度大大弱化。政府负责对公立医院的资金投入，同时又是医院的主管部门，授权医院负责人经营管理国有资产。政府审计部门一般只在资金投入当年对医院的资金使用情况进行审计，而对资金运营和使用情况监督缺位。目前，公立医院还未实行会计报表审计制度，只是由上级主管部门对医院上报的年度决算报表进行表内和表间审核，不能有效地制止和防范利用会计报表弄虚作假的行为。

2. 会计主管职责错位

在现行会计人员管理体制下，会计人员由所在单位任命或聘用，不可避免地受控于公立医院管理者，以致不能很好地履行《会计法》赋予的职能。而主管会计机构负责人长期以来由非财会专业人员担任，会计主管或财务主管职责错位，未能在内部会计控制中发挥应有的作用。

3. 内部会计控制薄弱

医院内控环节薄弱，管理者认识不足，管理人才匮乏，内控制度缺乏有效执行力，财务失控，内部管理混乱。主要表现为：医院内部无严格的审计监督机制，不相容岗位相互分离、制衡机制不健全，会计岗位设置缺乏相互监督，部门之间、岗位之间的相互制衡形同虚设，对决策层的约束、监督不力，致使"跑、冒、滴、漏"现象严重，形成大量呆账坏账，致使投资决策失误，国有资产流失。虽然卫生部颁发了《医疗机构财务会计内部控制规定》，但其真正实施尚处于起步阶段，部分医院更是流于形式，致使检查监督和评价效果不理想，失去了应有的刚性和严肃性。

4. 绩效考评机制落后

医院出现的效率低下、患者不满、决策失误、资源浪费、管理混乱等共性问题，主要是由于医院绩效考评机制落后，未形成良性的竞争机制和人才流动机制，不能根据医院的绩效进行赏罚，缺乏变革医院行为的有效措施，导致医院缺乏改善绩效、强化管理的动力和手段，医院负责人和员工积极性不高。

5. 财审人员素质不高

内控制度系统的运行需要人来实现，内审人员的水平以及执行人员职业素质的高低都会影响实施效果。有相当一部分医院的内审人员没有会计专业职称，不懂必备的会计理论知识，综合素质不高，严重影响内控制度的实行和评价。部分会计人员业务素质低下，职业道德意识不强，不坚持原则，不依照财经法规和财务制度办事，造成会计信息失真和国有资产流失。更有甚者无视财经纪律，配合部门或领导私设"小金库"和私分国有资产。

（三）健全医院财务监督机制的措施

为了堵塞漏洞和防止国有资产流失，必须大力提高财务审计人员综合素质，完善财务会计制度和内部会计控制制度，实行全面财务预算和全面成本核算，建立科学合理的绩效考评机制，提高公立医院财务管理水平。同时，也要加强外部监管，制定切实可行的规章制度予以配合。

1. 推行总会计师委派制

为适应医院改革发展的需要，财务活动不仅要求财务主管懂得财务专业知识，而且要承担投资、融资和营运资本管理等决策。因此，财务主管应着重对财务活动的计划、组织、实施、协调全过程控制，抓好内部管理控制，使责任落实到个人，使各项措施落实到位，从而发挥其在内部会计控制中的主导作用。因此，各级财政部门和卫生主管等部门有必要联合制定总会计师选拔、聘用和考评制度，向全社会公开选聘总会计师，遵循公开、公平、公正原则。当选者由政府委派至各所辖公立医院任职，向政府负责，每届任期 3~5 年，期满重新聘任，在同一单位任期不得超过两届。同时，赋予总会计师医院财会人员的人事调整权和经济管理权，医院负责人不直接管理财务工作，医院所有收支业务统一纳入财务部门管理。建立总会计师定期述职报告制，要求总会计师每季度向政府部门做一次书面述职报告，年度终了后对整个年度的业务工作情况进行自评。并建立派驻公立医院的不定期走访制，经常掌握总会计师工作情况及有关人员对其工作业绩的评价，不定期地组织专业工作质量抽查，以实现对总会计师业务工作的动态管理。实行总会计师委派制，代表政府对公立医院进行财务管理和监督，可以改变会计信息失真、政府监督缺位等现象。

2. 实行全面预算管理

实行全面预算管理，建立严格的预算编制制度，医院的一切收支均纳入预算管理。编制收支预算应坚持以收定支、收支平衡、统筹兼顾、保证重点的原则。医院要按照批准的年度预算组织收入、安排支出，严格控制无预算支出。年度预算一经批复，一般不予调整。财务部门应结合医院实际和会计明细科目设置情况，确定预算明细指标，并将年度预算分解至月度预算。定期进行经费收支预算执行情况分析，查找执行差异产生的原因，向医院负责人或院党委报告未完成预算的不良后果以及改进措施和建议，确保各项预算的严格执行。

3. 建立健全内控制度

医院应加强财务内部控制，建立科学、严密的医院内部会计控制制度，这是财务管理安全、有效的基础。建立健全货币资金及相关业务的控制制度、支出分级授权审批制度、资产管理和处置的控制制度、重大支出和投资集体决策制度，实行不相容职务和岗位相互分离，对关键岗位进行轮换，降低财务风险。根据健全性、适应性、一致性、成本效益性原则，定期对医院内控制度进行自我评价和风险测定，对不符合风险测试和有缺陷的内部会计控制制度进行修正，做到全方位、全过程监控，防范国有资产流失。强化内部审计监督制度，重点加强内部考核、内部监督，并加强制约机制，将内审人员从财务部门独立出来，由纪委领导或直接向医院负责人负责，真正发挥内部审计的作用。推行"阳光财务"，坚持预算管理公开、大额财务收支公开、重大投资决策公开、涉及员工重大利益事项公开，纪检、监察、审计人员全程跟踪，医院负责人向职代会述职。

4. 建立科学考评机制

遵循坚持公益性的公立医院发展规律，由政府部门制定一个规范、统一、公平的评价体系来衡量医院院长工作绩效，构建科学的医院管理者激励约束机制。评价考核要侧重于坚持公立医院的公益性，兼顾公平、效率。对于考评结果好的予以精神奖励和物质奖励，甚至擢升，对那些考核结果差的给予调动、撤换或解聘；对私设"小金库"和违反廉政廉医建设的，则实行一票否决制。对总会计师和财审人员也要建立一套行之有效的绩效考评体系，涵盖有无违纪违法案件、有无违反财务规章制度，以及财务运行效率、财务指标完成情况、内控执行情况等，实行奖优罚劣，督促其认真贯彻执行财务规章制度和内部会计控制制度，改善公立医院财务管理状况，降低财务风险。

5. 提高财审人员素质

充实内审人员队伍，加大职业道德教育和专业培训力度，增强法制观念以及使命感和紧迫感，提高责任心和自觉性，保证"执行力"。加强财会队伍建设，提高会计人员素质，促使会计工作由核算型向管理型、传统型向现代型、单一型向全面型转变，确保素质过硬、坚持原则，提高会计信息质量，切实担当起领导决策参谋角色，自觉维护国有资产安全。

最后需要指出的是，目前我国多数医院内审人员来自财会队伍，专业比较单一，审计手段落后，无法适应公立医院的发展需要，所以应充实内审人员队伍，加大对内部审计从业人员的培训。

第六章 现代医院财务管理的创新探索

第一节 付费方式更改对医院财务管理的影响

一、DRG 付费模式概述

(一) DRG 付费模式的定义

诊断相关分组付费模式是一种将医疗服务按照诊断相关分组进行付费的方式。在这种模式下，患者接受的医疗服务会被划分为不同的诊断相关分组，每个分组都有预定的支付标准。医院根据患者的诊断相关分组和实际发生的医疗费用向医保部门申报费用，医保部门按照预定的支付标准对医院进行支付。

(二) DRG 付费模式的特点

①病组付费：医疗服务费用不再是按照服务项目进行付费，而是按照诊断相关分组进行付费，这有助于激励医院提供高效、经济的医疗服务。

②标准化：DRG 付费模式通过预定的诊断相关分组和支付标准，实现了医疗服务的标准化，有助于提高医疗服务的质量和效率。

③激励机制：DRG 付费模式通过将医疗服务的费用与患者的病情和治疗过程相关联，建立了激励机制，鼓励医院提供高效、经济的医疗服务。

④风险调整：DRG 付费模式通过对不同诊断相关分组的费用进行风险调整，实现了对医院的不同风险程度的合理补偿，有助于降低医院的运营风险。

二、DRG 支付方式改革下的医院财务管理

（一）DRG 支付改革给医院财务管理带来的影响

1. 影响医院预算管理

现阶段，公共医疗卫生体制改革进程中，为了进一步激活市场新活力，国家政府部门加大了各类税收政策优惠力度，为各行业税负压力减重提供了极大帮助。但是各类税收优惠政策实施过程中，国家财政收入局限性也越来越大，因此对于各医疗机构，尤其是公立医院的财政资金补助逐年缩减。当前，各大医院不仅面临着国家财政补贴缩减的影响，新医改取消了药品加成费用，也增加了医院的运营压力。DRG 支付改革则彻底改变了医院传统收支结构，提高医院可利用资金占比，对于医院稳定经营及建设发展具有积极帮助。例如，DRG 支付改革要求医院严格按照 DRG 支付要求报销医疗保险费用，缩减了按照诊疗数量付费的占比。除此之外，DRG 支付方式改革推动了预付制度的出台，极大程度上强化了预算管理的地位。故此，DRG 支付改革下医院财务管理工作应当做好事前分析规划、事中监管、事后总结，用以病组为主的 DRG 支付方式取代了以科室为主的传统预算管理模式。

2. 影响医院成本控制

如果某一个地区长期未出现大规模流行性疾病，那么则可以判定该地区的医疗费用损耗不会出现大幅度波动，始终处于相对稳定状态。DRG 支付方式改革可以确保医院成本始终处于这一稳定状态，并合理降低医院的运营成本。具体而言，DRG 支付方式通过利用医保政策、患者病种构成情况、治疗难度及费用情况等，构建成本管控体系，及时对各诊疗活动加强成本管控。通过对不同病种制定针对性的成本管控口径，可以细化成本管控效用，降低医疗救治费用，确保医院收支平衡。在 DRG 支付方式改革下，财务部门与各科的沟通交流度明显增强，有利于财务部门参与到各部门成本核算与管控活动中。从医院实际情况出发创新支付方式，由粗放化支付真正转变为 DRG 支付方式。

(二) DRG 支付方式改革下医院财务管理的优化措施

1. 加强全面预算管理

DRG 支付方式改革下医院所开展的财务管理工作，应当是从医院实际运营情况、DRG 支付方式改革需求等角度出发的，通过贯彻落实全面预算管理工作，切实提高财务管理针对性与实效性。

①医院上级领导及财务管理人员应当革新自身的传统财务管理理念，充分认识到 DRG 支付方式改革对医院财务管理的现实意义。尤其是财务管理人员应当强化自身的责任使命感与精细化管理意识，履行好自身所肩负的职责。分析 DRG 支付方式在医疗费用控制、临床服务质量提升上的作用，在实践中不断强化财务管理规范性。

②DRG 支付改革细化医院临床管理组指标，对各项诊疗费用加强预算管理，合理降低医院运营成本。在这一环节，医院还应当将预算编制与执行内容进行分离，提高医院资金及资源配置合理性与使用效益。

③设置财务预算编制部门，实现专人负责预算编制、资金使用方案拟定、各项预算管理事宜协调等工作，持续提高医院预算管理水平，确保 DRG 支付方式改革下医院财务管理效能的发挥。

2. 控制医院成本风险

为了更好地适应 DRG 支付方式改革及新医改下医院自身提出的发展需求，仅发挥好财务管理效用是远远不够的，还需要各医院积极落实好全面预算管理工作，完善内部控制体系，以此降低 DRG 支付方式改革下成本管理风险的发生概率。

①结合 DRG 支付方式改革要求，从患者疾病诊断情况、诊疗期间的住院费用、治疗成本损耗等因素出发，逐步建立完善的财务管理内部控制制度。细化财务管理与内部控制的具体指标，并将其落实到不同病组支付中去。这样不仅可以简化财务管理流程，还可以提高医院医疗服务水平，从源头上减少医患纠纷、医疗失误所引发的经济损失。

②DRG 支付方式改革下，医院财务管理内容产生了新变化，从不同科室、

医疗项目管理逐步转变为针对不同病种治疗难度、技术及资源损耗等角度开展管理工作。对此，医院应当构建多元化绩效考核体系，借助病例组数分析疾病诊疗难度，通过激励机制调动各岗位职工的财务管理热情。这样就可以在一定程度上避免因追究病组治愈率所引发的过度医疗情况。

3. 加强财务规划

DRG 支付方式改革下，医院财务管理工作应当整合利用好各类财务数据信息，并在此基础上制定长期财务规划、收支预算计划、保险购买计划等，以便医院财务管理工作更为契合 DRG 支付方式改革需求，合理规避各类财务风险及运营风险。

①在 DRG 支付方式改革下，医院应认清提高财务管理精细化程度的价值、支付方式改革所带来的财务不确定风险，然后依据实际情况制定长期财务管理规划，确保医院财务运行稳定性与持续性。例如，医院应当分析近几年自身的医疗服务数据变化、收支结构变化等，并对未来几年患者诊疗数量、需求、医院收支等情况科学预测。然后在这些数据信息基础上制定财务管理目标，如医疗成本管控指标、收入增长率发展目标等。

②制定收支预算规划，明确各科室、部门的支出额度、预期经济收入目标等。然后医院财务管理部门应当对比预算计划与实际情况，及时调整预算管理方案，避免出现预算超支的情况。

③适当购买保险，例如医疗责任保险、财产安全保障险等，预防好 DRG 支付方式下医院财务管理中各类潜在风险，以便使医院更好地适应 DRG 支付方式改革。

4. 整合力量助发展

DRG 支付改革下，医院财务管理工作顺利开展与效能发挥，是需要借助多方力量的，不仅各科室都应积极参与到财务管理活动中，医院还应当发挥好信息科技与人力资源的力量，持续提高财务管理成效，为 DRG 支付方式精准落地医院运营管理中创造良好条件。

①信息科技为社会各领域提供了创新发展新动力、新活力，将信息科技合理应用于医疗行业中，不仅可以提高医疗技术水平、服务质量，还能够降低医院各

类成本损耗，助力医院在 DRG 支付改革下获取最佳经济效益与社会效益。例如，DRG 支付方式要求财务管理部门按照病组核算财务收支，这就需要财务人员分析不同患者的病例情况。对此，医院可以利用信息科技构建患者电子病例，将纸质病患信息转化为电子版，以便财务人员分析。此外，医院还可以引进各类人工智能设备，如智能自主挂号机、智能服务机器人等，减少医务人员工作量，利用信息科技为财务部门提供更为精准的数据信息。

②加强财务管理队伍建设，为 DRG 支付改革下医院财务管理工作高质高效开展提供人才助力。例如，加大人才储备力度，提高人员招聘门槛，择优选择财务管理实践经验丰富、能够灵活使用 DRG 支付方式的复合型人才，不断提高医院财务管理工作队伍质量；又如，以 DRG 支付方式为主题开展培训活动，帮助在岗财务人员及时掌握 DRG 支付方式应用技能、最新医疗政策等，提高 DRG 支付方式下医院的财务管理成效。

综上所述，公共医疗体制改革、医保支付方式改革都是时代进步与社会发展对医疗行业提出的新需求，是落实好建设"健康中国"发展战略的有效举措，同时也是解决广大群众"看病难看病贵"的手段之一。故此，各医院应当与时俱进，积极对内推进改革创新活动，将改革重点放在财务领域上。这主要是因为资金是医院运营发展之根本，加强财务管理可以降低医院运营成本、提高医院经济效益与社会效益。但是在 DRG 支付改革背景下的医院财务管理仍有不足，需要医院从预算管理、成本管控、服务评价等方面进一步强化预算管理成效，实现良性发展。

三、DIP 付费方式下医院财务内部控制体系

随着医保制度的不断完善和医疗服务水平的不断提高，医院财务管理也逐渐进入了一个新的发展阶段。其中，DIP 付费方式是近年来医保结算的一种新模式，通过按病种支付医疗服务费用的方式，可以帮助医院监督和管理医疗资源，也能提高医院的收益。

医院是一个特殊的机构，除加强医疗服务外，还需提升财务管理，以保障医院的正常运转。DIP 付费方式是近年来医保支付改革的一种新模式，它的出现为

医院财务管理带来了新的挑战和机遇。

(一) DIP 付费方式概述

DIP（Diagnosis-Intervention Packet）付费，即区域点数法总额预算或按病种分值付费，是利用大数据优势所建立的完整管理体系。其通过发掘"疾病诊断+治疗方式"的共性特征，对病案数据进行客观分类，在一定区域范围的全样本病例数据中形成每一个疾病与治疗方式组合的标化定位，并根据医疗资源消耗程度赋予权值，客观反映疾病严重程度、治疗复杂状态、资源消耗水平与临床行为规范。国家通过此次付费改革，可以促进医药医保协同高质量发展，实现医、患、保三方共赢。DIP 付费方式在国际上得到了广泛应用，如美国的医疗保险、欧洲国家的医疗改革等。在我国，DIP 付费方式也被广泛应用于医疗服务的付费中。DIP 付费方式的实施可以促进医疗服务的规范化、效益性并降低医疗成本，提高医疗服务的质量和患者满意度。此外，DIP 付费方式还可推动医疗服务的信息化建设，促进医院管理水平和运营效率的提高。虽然 DIP 付费方式给医院财务内部控制带来了很多好处，但也使得其面临一些问题和挑战。例如，医院的财务内部控制体系需要针对 DIP 付费方式进行相应的调整和优化，以确保财务信息的准确性、可靠性和有效性。因此，研究 DIP 付费方式下医院财务内部控制体系的解决策略，对于医院的财务管理和医疗服务质量的提升具有重要意义。

(二) DIP 付费方式下医院财务内部控制优化策略

1. 完善内部控制制度

（1）制定与 DIP 付费方式相匹配的财务制度

在 DIP 付费方式下，医院的财务内部控制制度需要进行相应的调整和完善。首先，医院需要制定与 DIP 付费方式相匹配的财务制度，以确保财务制度与实际操作相符合。这包括财务管理流程、费用核算方法、会计政策等方面的调整。其次，为了提高财务管理的有效性，医院需要在制度中明确各种费用的分类和归属，以及各个环节的审批、审核和监督等细节。这样，医院才能更好地适应 DIP 付费方式的变革，并规范财务管理流程，避免出现漏洞和风险。

（2）明确内部控制流程

为了解决 DIP 付费方式下医院财务内部控制存在的问题，明确内部控制流程是一个至关重要的步骤。第一，医院应该对所有与 DIP 付费相关的流程进行重新评估和优化，以确保内部控制流程与 DIP 付费方式相适应。第二，医院需要建立内部审批制度，并明确每个环节的审批人员、审批要点、下一流程等。第三，医院应该建立财务核算和报告制度，以确保所有财务数据都能够及时准确地得到记录和报告。第四，医院需要制定数据安全管理制度，以确保所有敏感数据得到严格保护。第五，医院应该建立风险管理机制，以及完善内部控制监督机制，确保内部控制流程的有效实施和监管。

2. 加强监督与审计机制

（1）建立有效的内部审计制度

在 DIP 付费方式下，医院财务内部控制的有效性需要通过内部审计来实现。目前存在的问题是，部分医院的内部审计机制不完善，内部审计的频率、深度、范围和方式不够全面、科学和规范，致使一些问题无法被及时发现和纠正。因此，加强内部审计机制建设，提高内部审计的效率和准确性，对于优化医院财务管理、促进医院健康发展具有重要作用。为了加强内部审计机制建设，医院应制定完善的内部审计制度，根据医院的实际情况明确内部审计的目标、程序和方法，并严格执行，不断优化。内部审计人员应具备一定的专业知识和技能，能够准确判断风险、分析问题、提出建议和跟踪整改。同时，医院应建立内部审计工作的考核和激励机制，鼓励内部审计人员积极履行职责，提高内部审计的效果和质量。

（2）加强责任追究机制

为了加强 DIP 付费方式下医院财务内部控制，医院必须建立健全的责任追究机制，促使相关人员按照制度履行职责，确保财务活动的合规性和透明度。首先，医院应该明确内部控制责任人的职责，包括内部审计、内部监察、风险管理等职能，确保相关人员对财务活动进行监督和管理。其次，对于违反财务制度或内部控制流程的行为，医院应及时进行调查、追究责任，对违规人员进行惩戒，以提高管理人员的自觉性和责任心。最后，医院应定期对内部控制制度进行自我检查和评估，及时发现并解决潜在问题，以优化机制。

3. 提升信息系统安全性

（1）强化系统安全防护

信息数据接口、数据准确传输是医保结算的重要保障，因此医院应提升医院信息系统安全性。具体措施包括安装和更新防病毒软件、安全防火墙等安全软件，加强网络安全监控和日志审计，定期对系统进行漏洞扫描和安全评估，及时修复和升级系统漏洞。此外，医院还应加强对用户权限的管理，设置不同级别的账号权限，限制访问敏感数据的范围等。

（2）建立严格的数据审核机制

为了提升信息系统的安全性，除加强系统安全防护外，医院还需要制定严格的数据审核机制。具体来说，医院可通过制定审核规则和审核流程，对系统中的数据进行审核、监控、预警，及时发现和处理数据异常和安全漏洞。同时，医院应该对系统中的关键数据进行分类和加密，确保敏感数据不会泄漏。此外，医院还可以与第三方安全审核机构合作，对系统进行定期的安全性评估，及时发现和解决潜在的安全问题，保障信息系统的安全性。

4. 提高人员素质和培训

（1）招聘专业财务人才

为了提高医院财务内部控制水平，除了加强监督与审计机制和提升信息系统安全性，医院还需要提高人员素质和加强培训。医院应该积极招聘具有相关专业知识和经验的财务人才，以确保医院财务人员的专业素质。同时，医院还应该加强对财务人员的培训和教育，使其了解 DIP 付费方式下的财务管理要求，并能够掌握财务内部控制的相关要点，提高工作效率和准确性。

（2）加强培训和教育，提高员工职业素养

为了提高医院财务内部控制的水平，除完善制度和流程外，医院还需要重视人员素质和培训。医院应每隔三个月或半年组织 DIP 专题培训，以提高员工的职业素养和业务水平，让他们能够更好地适应 DIP 付费方式带来的变化，熟知 DIP 相关政策要求。在招聘方面，医院应该重点考虑专业财务人才的能力和经验，这些人才应该具备丰富的财务管理经验和专业的知识技能，能够快速适应 DIP 付费

方式改革的要求。此外，这些人才还应该具备较强的沟通能力和团队协作精神，能够有效地协调各部门之间的工作。在培训方面，医院应该制订全面的培训计划，针对不同层次和职能的员工进行不同形式的培训。培训内容应该包括 DIP 付费方式的相关政策、概念、执行要求，内部控制制度和流程的操作方法，以及数据分析和风险评估等方面的培训。此外，医院还应通过外部学习交流的方式，各医院之间互相学习、交流、借鉴，以促进员工能力的提升，从而提升财务管理水平。通过这些努力，医院可以不断提高人员素质和业务水平，为内部控制提供更加可靠的保障。

5. 促进财务管理创新与技术应用

(1) 利用先进技术优化财务管理

财务管理的优化需要结合先进技术，以提高财务工作的效率和准确性。目前，人工智能、大数据、云计算等技术在财务管理领域得到广泛应用。通过建立完善的信息系统，财务部门可以利用这些技术，对财务信息进行自动化、智能化处理，快捷、准确地获取和分析财务数据，提高财务管理的效率和精度。例如：利用人工智能技术可以实现财务数据的自动分类和识别，提高财务工作的效率和准确性；利用大数据分析技术可以快速地分析财务数据的规律和趋势，为医院提供更加准确和有效的决策依据；利用云计算技术可以将财务管理系统放置于云端，大幅提高财务数据的安全性和可靠性。除此之外，还有一些其他的新技术正在被应用于财务管理领域，如区块链、物联网等。这些技术能够通过智能合约、追溯系统等功能来提高财务管理的透明度和可追溯性。需要指出的是，应用先进技术优化财务管理需要医院在实践中不断地探索及更新优化。医院需要适应政策改革的变化，及时更新和完善信息系统，不断优化财务管理的流程和方法，加强与技术供应商和科研机构的合作，共同推进财务管理技术的发展和应用。

(2) 探索财务管理模式的创新

随着信息技术的快速发展和普及，各行各业都在加速数字化转型的步伐。财务管理也不例外，各类财务信息化系统和应用层出不穷。如果财务管理仅仅依赖技术，往往只能起到部分作用。医院要想实现财务管理的真正变革，需要探索财务管理模式的创新，从而推动整个行业的发展。首先，医院需要将财务管理的视野从传统的财务报表等信息收集转变为业务管理，即通过对财务数据的深入分析，提供对业务决策的支持。传统的财务管理通常只关注核算、监控等方面，而随着医院经营环境的变化，财务管理的角色也在逐渐改变，从被动的财务数据处理转变为主动的业务支持，可以提高医院的管理效率和决策水平，为医院的可持续发展提供有力保障。其次，财务管理模式的创新需要充分利用现代科技手段，开发出更加高效、准确、智能的财务管理工具。例如，通过大数据、人工智能等技术，医院可以实现对财务数据的深入挖掘，为管理层提供更多精准、及时的决策依据。此外，医院也可以借助区块链技术，确保财务数据的安全性和可靠性，提高数据的透明度和可追溯性，为医院提供更加综合、一体化的服务，从而实现快、稳、准的高效管理。

综上所述，在 DIP 付费方式下，医院财务内部控制存在的问题不容忽视。为了解决这些问题，医院应完善内部控制制度、加强监督与审计机制、提升信息系统安全性、提高人员素质和培训，并积极促进财务管理创新与技术应用。这些措施将有助于推动医院财务管理向更加规范、科学、高效的方向发展。

第二节　制度改革下医院财务管理的优化策略

一、新财务会计制度对医院财务管理的影响分析

(一) 新财务会计制度对医院财务管理工作的影响

1. 完善财务管理制度

在传统的医院财务管理模式下，财务部门独揽大权，数据透明度不足。然而，随着新财务会计制度的实施，医院内部的财务管理工作已转变为由财务、审计、设备、采购、卫生、医保等多部门共同参与，借助现代信息技术实现数据共享，使财务管理工作更加公开、透明，并加强了部门间的沟通与协作，提升了医院内部的财务监管力度。此外，新财务会计制度还细化了工作人员的分工，实行

责任到人制，确保从报告到审批再到交付的每一个环节都在可控范围内，为医院财务管理工作的顺利开展提供了有力保障。针对医院科室众多、医务工作人员任务繁重、责任重大的特点，新财务会计制度还完善了医院的奖惩制度。这不仅提高了医务工作人员对考核制度的重视程度，还提升了医院的整体管理水平，有效激发了员工的工作热情，并引导他们以更端正的态度投入工作中。

2. 提高财务管理水平

新财务会计制度以传统财务管理制度为基础进行了调整，使医院各组织机构的运作更为健全合理，并对财务管理进行了深入规划。新制度的核心是"集中管理，统一指导"，它要求医院结合当前财务管理的实际，增加会计师人力投入，并强化对财务的监督力度。实施新制度后，医院财务信息更加透明，优化了资金和资源的内部管理，同时财务管理人员的观念也随之转变，更加重视财务核算的细致化，从而显著降低了工作中的误差，避免了无谓的损耗。医院财务支出按其性质可分为购买性支出和转移性支出。购买性支出涵盖医疗器械、卫生设备的购置资金以及员工薪酬等；而转移性支出则包括捐赠、补助和债务利息等。

新制度的推行有效提升了医院对各项资金活动的管理能力，将所有资金活动纳入预算管理体系，通过经济手段有效控制了医院内部的资金分配和业务活动，为财务工作的顺畅运行提供了坚实保障。

3. 提高医院应对财务风险的能力

医院财务管理是一项既复杂又长期的任务，对医院的持续发展至关重要。在医疗行业竞争日趋激烈的背景下，医院必须应对更高的投资和运营风险，众多不确定因素增加了财务管理风险的可能性。然而，新财务会计制度的实施为医院财务管理带来了显著的改进。首先，新制度有助于医院明确财务管理目标，为各项财务活动提供明确的方向和指引，确保实际财务工作与预期目标紧密一致，从而提升医院财务管理的风险控制能力。其次，通过清晰、科学的财务规划，财务工作人员能够更敏锐地发现潜在的问题和风险，并准确评估这些风险因素，确保评估结果的可靠性。此外，新的财务管理模式还推动了医院财务风险预警机制的持续完善。当医院面临重大经济决策，如设备采购或投资时，工作人员可以利用大数据收集相关财务信息，进行科学分析，并按照既定流程做出决策。这不仅确保了资金使用的安全性和合理性，也显著提高了医院应对财务风险的能力。

(二) 新财务会计制度对医院财务管理的重要价值

随着新财务会计制度的提出，医院不断深化改革，财务管理的核心地位日益凸显。对于医院而言，强化财务管理是确保其经济效益提升的重要基石。医院财务运转主要涉及资金规划、资金来源以及资金的实际使用情况三个方面。开展有效的财务管理，旨在帮助医院更好地适应当前竞争激烈的市场环境，确保稳定发展的同时实现收入的增长。新制度的实施使得医院在资金规划和使用上更加合理，实现了预算的有效控制，并在成本投入方面显著降低。这不仅明确了医院对成本预算的控制目标，还使资金流向更加清晰透明。

应当充分利用新财务会计制度，以优化和完善医院财务管理，进而优化院内外相关的多种财务关系，构建全面有效的医院监督体系。从医院长远发展的角度出发，调整医院整体的运营状况，确保各项工作有序进行。此外，新制度有助于科学构建医院财务管理机制，完善财务管理工作流程，加大医院内部财务控制力度，从而完善医院各财务环节，有效降低医院资金风险。通过制定针对性的解决方案，实现资金的高效控制，进一步降低医院财务风险。这些努力将使医院在财务管理方面表现得更加专业，为医院后续的长远发展奠定坚实基础，并发挥积极的促进作用。

(三) 新财务会计制度对医院财务管理的实施建议

1. 健全财务管理控制制度

医院应着重加强财务预算，以助于完善财务管理的相关控制制度。鉴于新财务会计制度的核心在于财务预算，医院应确保所设定的预算考核指标科学合理，明确相关预算项目，进而建立完善的预算管理体系。此外，强化资产管理同样至关重要。作为一种特殊的大型企业，医院拥有众多资产，因此应指派专人负责固定资产的盘点检查。同时，医院应努力提高医疗设备的使用效率，并构建完善的成本分析与核算管理体系，以有效加强财务管理，确保提供更高水平的医疗服务。

2. 加大固定资产管理力度

医院应深入理解并熟练掌握新财务会计制度的细则，从而对现有的固定资产管理工作进行科学、有效的调整和优化。为了解决传统财务管理工作中各部门间"信息孤岛"的问题，医院应指定专门的管理人员，并明确划分每位工作人员的工作模块，以实现管理的规范化和专业化。通过这种方式，可以动态地监控各部门的资产状况，有效避免账目与实际物品不符的问题。同时，医院还应建立一个专业的监督部门，负责在实际工作中相互监督、相互制约，对各项数据进行严格的二次核对，确保医院资产的安全，防止任何形式的流失。

3. 加强人才队伍建设，提高财务人员素养

医院财务管理工作的顺畅执行，依赖于专业的财务人员团队。因此，医院必须加强人才队伍建设，提升财务人员的工作素养，确保财务管理工作得以高效运转。首先，在财务人才招聘环节，医院应严格筛选，要求应聘者既精通财务管理的基础工作，又深谙新财务会计制度的内涵与要求，确保新制度的顺利实施。其次，医院可与高校紧密合作，直接从其财务专业选拔优秀人才，并为高校学生提供实习机会，帮助他们在实践中积累宝贵经验，为未来在该领域的发展奠定坚实基础。最后，医院应构建全面、公正的考核体系，财务人员不仅需精准核算账目，还需在日常工作中行为规范，具备出色的成本分析能力、预算管理能力及部门间沟通协调能力，使其深刻理解自身职责，为财务工作的有序推进奠定坚实基础。

4. 融入现代化信息技术，提高财务工作效率

随着科技的不断进步，信息技术在众多领域已展现出其强大的应用潜力并取得了显著成效。将先进的网络技术融入医院财务管理工作，可以大幅提升其效率和质量。因此，医院应积极顺应时代潮流，引进高端技术和设备，以优化其财务管理机制。首先，在充分理解新财务会计制度的基础上，医院应加大信息化系统建设的力度，优化财务管理制度。这要求医院财务部门将各类数据信息化，以便员工快速查阅，从而提高工作效率，确保医院运营的顺畅性。同时，这也有助于各部门员工相互监督，有效防止资源浪费和侵占行为。其次，医院应在财务软件

的购买和使用上增加投入，以解锁更多功能。一个完善的财务管理体系离不开优质的财务软件支持，特别是在信息化平台上。优秀的财务软件不仅能推动医院财务管理向科学化、规范化方向发展，还能在节省时间和减少工作失误方面发挥重要作用，从而显著提高财务人员的工作质量和效率。最后，医院应充分发挥信息化网络的优势，构建一个信息共享平台。通过该平台，医院可以公示其整体情况和各部门运营状况，增加信息的透明度。员工也可以根据自己的工作需求方便地查阅各种信息，这无疑将极大地提升工作的便捷性和效率。

5. 完善会计核算体系，提高财务管理能力

会计核算体系在医院财务管理中占据核心地位，它不仅保障数据记录的准确与完整，还能有效精简会计核算流程与手续，从而节约人力、物力和财力，提高会计工作效率。同时，明确的核算分工更有助于发挥会计工作的监督职能。首先，根据新财务会计制度的要求，医院应对现有会计核算体系进行优化，保留其精华、去除冗余，确保会计核算工作紧密跟随时代步伐。其次，医院领导层应深化对预算管理的理解，督导财务部门精确进行预算分配，并要求各部门严格执行预算，从而强化预算的执行力，使其在财务管理中发挥引领作用。最后，医院应建立全面的预算考核制度，以规范预算管理流程，对预算分配的合理性和科学性进行评估，同时严格监控医院日常运营中的收支情况，旨在提高财务人员的管理水平与预算执行能力。

6. 建立完善的医院成本管理方法

为了推动医院内部经济的持续健康发展，必须不断制定和完善成本管理机制，对医院运营过程中产生的各类成本进行严格把控，确保内部收费管理机制更加合理高效，从而使医院各项业务费用收入的管理更加规范化。为了让成本管理制度得到切实执行，需要组织医院管理层和财务会计人员深入学习新的财务会计管理制度，使他们全面掌握最新的医院经济管理政策。特别是管理层，他们不仅要熟悉财务会计制度，还要结合医院的实际情况，从医院经济的长远发展出发，制定具体的成本管理办法、成本费用预测和分析管理制度等。同时，他们还需要提出有效的成本控制方法，以便采用更加科学的手段对医院成本进行控制，从而降低病人在就诊过程中产生的各项医疗服务费用，充分体现医院的"公益"性

质。在当前看病难、看病贵以及医患关系紧张的社会背景下，这些举措将有助于医院树立良好的社会形象，让广大群众受益，进而实现医院的可持续发展。

要想促使医院经济平稳运行，必须有完善的财务会计制度作为保障。随着时代的不断发展，医院业务范围、资产形式等不断增多，财务会计制度也应顺应时代发展，不断改进优化，使其更符合当前的医院经济环境。在实施新的医院财务会计制度后，对一些会计科目进行调整，使其更加细化、更为合理，这会对医院经济运行产生积极的促进作用。

二、政府会计准则制度下医院财务精细化管理

政府会计准则制度的实施对公立医院的财务管理产生了深远影响，政府会计准则制度要求公立医院加强财务监督和内部控制，确保财务数据的真实性和准确性。政府会计准则制度注重公立医院的财务信息披露，要求医院提高财务决策的科学性和公开性。

（一）公立医院财务精细化管理的重要性

随着社会经济的发展和医疗需求的增加，公立医院作为卫生事业的重要组成部分，承担着为广大人民群众提供基本医疗服务的重要责任。首先，精细化财务管理可以提高财务决策的科学性和准确性。公立医院的财务决策涉及资金配置、项目投资和成本控制等方面。只有通过精细化管理，才能准确把握医院财务状况，进而作出科学决策，避免资源的浪费和盲目投资。其次，精细化财务管理有助于提高财务信息的透明度和可比性。公立医院的财务信息对于政府、患者和社会公众都具有重要意义。公立医院通过建立规范的会计制度和财务管理体系，可以提高财务信息的透明度，使各方准确了解医院的财务状况，并对其进行比较和评价，从而促使医院更加规范、透明地使用财务资源。再次，精细化财务管理有助于加强财务风险防控。公立医院作为大型机构，具有资金流动频繁、风险多样的特点。公立医院通过财务精细化管理，可以及时发现财务风险，并采取相应措施及时防控，从而避免财务风险对医院的正常运行和发展造成严重不利影响。最后，精细化财务管理可以提高医院的整体效益和竞争力。公立医院通过精确掌握

资金的流向和使用情况，可以避免资金的浪费和财务资源的滥用，提高资金的使用效率；同时，科学的财务管理可以为医院提供更多的经费支持，促进医疗设备的更新和技术的创新，提高医院的服务质量和竞争力。

（二）政府会计准则制度下公立医院财务精细化管理存在的问题

政府会计准则制度旨在确保政府机构财务信息的准确性、透明度和可比性，以便政府能够有效地管理公共资源、制定预算和决策。随着政府会计准则制度的实施，公立医院的财务精细化管理存在一系列问题。

首先，政府会计准则制度要求公立医院实行成本核算，即将各项费用按项目、科室等进行分摊和核算。然而，由于医疗服务的复杂性和多样性，公立医院的成本核算存在困难。例如，医院的医疗设备使用率不均衡，某些设备可能使用较少或闲置，导致成本无法准确分摊。

其次，在政府会计准则制度下，公立医院需要进行资产负债表的编制和报告。但由于公立医院的资产多元化，包括设备、房产、存货等，资产的评估和计量存在困难。例如，医疗设备的价值评估需要考虑使用寿命、折旧和维护等因素，而这些信息难以获取和准确计量；同时，公立医院的房产是政府投资的结果，并非市场价值，其价值评估存在争议。

再次，政府会计准则制度要求公立医院实施预算管理，并进行费用控制。但公立医院的收入来源主要是政府的财政拨款和医疗保险报销，导致医院预算管理面临困难。同时，公立医院的经营性收入较少，很难通过费用控制来实现盈利。

最后，政府会计准则制度要求公立医院进行绩效评估，但公立医院医疗服务的特殊性使得绩效评估存在问题，因为医院的绩效不仅仅取决于经济指标，还取决于医疗质量和患者满意度等指标，这些指标很难准确衡量和比较。

（三）政府会计准则制度下公立医院财务精细化管理对策

1. 完善成本核算，进行精细化控制

成本核算是对医院各项费用进行分类、核算和分析的过程，旨在实现成本的控制、管控和优化。首先，公立医院需要建立清晰的成本管理体系，明确成本管

理的目标、原则和流程。该体系应包括成本核算的方法和步骤、成本汇总和报表的制度，以及成本控制和定价的规定等，以确保成本核算的准确性和有效性。其次，公立医院应对各项成本进行分类和分析，以便更好地理解成本构成、变动因素和影响因素。常见的成本分类包括直接成本和间接成本、可变成本和固定成本、人工成本和材料成本等。通过深入分析不同成本的组成和变动情况，医院可以找出成本高的项目或环节，并采取相应措施进行成本控制和优化。例如，通过对各科室的成本进行详细分析，发现某科室的药品和耗材成本较高，可以加强药品和耗材的使用监控，合理规范用药用材，从而降低成本。再次，公立医院可以引入一些成本控制工具，如成本预测、成本估算、成本管理软件等。通过成本预测和估算，医院可以提前对未来的成本进行预测和估计，为决策和预算编制提供依据。同时，通过成本管理软件的应用，医院可以实现成本数据的自动采集、处理和分析，从而提高成本核算的效率和准确性。最后，公立医院可以利用相关技术手段，如大数据分析、人工智能等，对成本进行更加精细化的管理和控制。通过建立一套完整的成本管理制度和流程，公立医院能够准确把握和掌控各项成本，提高财务管理精细化水平。

2. 加强资产评估，确保评估质量

资产评估是对公立医院所有资产进行全面、准确评估的过程，包括固定资产、流动资产、无形资产等。通过加强资产评估，公立医院可以提高自身财务数据的真实性和可靠性，为科学决策提供准确的依据，提高财务管理效率和水平。首先，公立医院需要建立完善的资产评估制度和流程，制定详细的评估标准和方法，确保评估工作的准确性和可靠性。同时，明确评估的责任主体和部门，确保评估工作责任明确、监督到位。公立医院可以建立专门的资产评估小组或委托专业机构进行评估工作，确保评估过程的专业性和科学性。其次，资产评估涉及专业知识和技能，资产评估人员需要具备相关经验和能力。公立医院可以通过开展培训班、研讨会等形式的培训，提高资产评估人员的专业素养和技术水平。同时，建立评估指导机制，及时解答资产评估人员在评估过程中遇到的难题，确保评估工作的准确性和规范性。再次，公立医院需要加强资产信息管理和记录，建立健全的资产管理系统，对医院的各项资产进行登记、核实和监管，确保资产信

息真实、完整和准确，从而为资产评估工作提供保障。公立医院可以加强资产台账管理，定期进行资产盘点和核对，发现和解决资产记录中的问题和差异。同时，加强对重要资产的把控和保护，确保资产的安全性和稳定性。此外，审计部门在资产评估工作中具有重要的监督和审计作用，可以为公立医院的资产评估工作提供专业的指导和帮助。公立医院应主动了解并遵守审计要求，积极配合审计工作的开展，同时主动接受审计部门的监督和检查，及时整改资产评估工作中发现的问题。最后，公立医院需要加强内外部的沟通和交流，与财政部门及相关部门进行沟通交流，了解相关政策要求，及时解决问题和困难；与其他公立医院进行交流合作，分享经验和做法；与患者权益保护机构进行沟通合作，了解患者的需求和意见，改进财务管理工作。

3. 提高预算管理效率，明确职责权限

首先，预算编制是财务精细化管理的核心环节，公立医院需要制定科学、合理的预算编制流程和机制。在预算编制环节，公立医院应建立统一的预算编制时间表，并明确各个部门和岗位在预算编制过程中的职责和权限，同时制定预算编制的标准和指引，明确预算编制的方法和原则，确保预算编制的科学性和合理性；建立预算编制的审核、审批和跟踪机制，确保预算编制的质量和准确性。其次，预算执行和监督也是财务精细化管理的重要环节，可以帮助公立医院及时发现和解决预算执行中的问题和风险。公立医院可以通过建立预算执行的流程和制度，明确预算执行的权限和责任，加强对预算执行情况的监控和反馈。同时，公立医院还可以利用信息化技术手段，建立预算执行的数据分析和监测系统，通过实时了解预算执行情况，及时发现异常和问题。再次，公立医院可以建立与预算管理相关的绩效评价体系，将预算管理的完成情况和效果作为考核指标之一，并与相关人员的绩效挂钩，以激发员工的积极性和主动性。同时，公立医院还可以建立绩效奖励和激励机制，通过提供额外的奖励和实施激励措施，鼓励员工在预算管理方面积极表现和作出贡献。最后，公立医院应建立健全的内部审核和监管机制，确保预算管理的合规性和准确性。公立医院可以设置内部审计部门或聘请外部专业机构进行定期的预算管理审核和评估，以发现问题和风险，从而提出改进意见和建议。

4. 开展绩效评估，实施奖励机制

绩效评估是通过对医院的各项指标和绩效进行评估和分析，以客观评价医院的运营情况和业绩表现，从而为财务管理提供依据和支持。首先，公立医院需要设定明确的绩效指标，这些指标应与医院的特点和目标相符，可以包括病床使用率、手术成功率、医疗质量指标、患者满意度等，既要反映医院的治疗效果，也要关注患者的服务体验。这些指标的设置，可以为医院的运营和财务管理提供定量的评估标准。其次，公立医院需要建立绩效评估体系，明确评估的时间点和周期，通过采用自评、互评和第三方评估等多种评估方法，来确保评估的客观性和公正性。同时，医院管理层应制定科学的评估流程和评估指南，确保评估过程科学规范，并确保评估结果可以为决策提供有益的参考。再次，公立医院可以通过引入激励机制来推动绩效评估的实施和改进，并将绩效评估的结果作为考核的依据，为医院内部的晋升和职位调整提供参考，以此激励员工不断提升自己的工作质量和绩效表现。最后，绩效评估应是一个动态的过程，公立医院需要不断跟踪和监测绩效指标的变化，并及时进行调整和改进。

5. 加强人员培训，提升管理效果

根据政府会计准则制度下的相关要求，财务精细化管理需要财务人员熟悉并掌握相关政策法规、会计核算以及财务管理知识等方面的内容。因此，公立医院应将提升财务人员的专业素养和业务水平作为培训目标，培训内容应包括相关政策法规的解读、会计核算方法的学习以及财务管理技巧的培养等。首先，根据不同的培训内容采用多种培训方式，如内部培训、外部培训、在线培训等，以满足财务人员的培训需求。其中，内部培训可以利用内部资源，组织专家或具有丰富经验的财务人员开展培训课程；外部培训可以邀请外部专家或培训机构开展针对性的培训课程；在线培训则是利用互联网平台进行培训，通过在线视频、音频等形式进行信息传递。不同的培训方式和形式可以相互结合、灵活应用，以达到最佳的培训效果。其次，培训流程应包括培训需求调研、培训计划制订、培训实施和培训效果评估等环节。在培训需求调研阶段，可以通过调查问卷、访谈等方式了解财务人员的培训需求；在培训计划制定阶段，根据调研结果制订详细的培训计划，包括培训内容、方式、时间和地点等要求；在培训实施阶段，根据计划组织培训活动，并确保培训的有效进行；在培训效果评估阶段，通过考试、问卷调查等方式对培训效果进行评估，以及时调整培训策略和方法。在加强人员培训的过程中，公立医院应建立健全的绩效考核与激励机制，以激发财务人员学习的积极性和主动性，可以通过制定培训目标、考核培训成果、设立奖励机制等方式来推动财务人员参与培训并取得优异的成绩。

通过完善成本核算、加强资产评估、提高预算管理效率等策略，公立医院可以有效提高自身经济效益和服务质量。随着我国医疗卫生体系的不断完善和发展，公立医院在推动财务精细化管理方面面临着新的挑战和机遇。希望本文的研究可以为公立医院财务精细化管理提供参考，推动医院财务管理水平不断提升。

三、政府会计准则制度下医院会计核算优化策略

政府会计准则制度是遵照现代财务管理理念、落实国家会计法规的重要制度，其实施对医院会计核算工作有重要意义。医院要想提高经营管理效率、提高服务水平，需要紧抓会计核算，根据政府会计准则制度深挖会计核算的巨大潜力，有效提高会计信息质量，提升财务管理水平，以此促进医院长远健康发展。

（一）政府会计准则制度下医院会计核算内涵概述

政府会计准则制度充分继承了原有会计制度中合理、共性的内容，在原有制度基础上进行优化、创新，是目前充分体现现代财务管理理念与相关法规的核算制度。政府会计准则制度强调双基础、双分录，可以按照收支平衡的原则对财务活动进行规范管理。其中，政府会计准则制度主要包括收支分离、税务管理、财务公开以及财务管理信息化制度等内容。财务会计、预算会计彼此分离又相互补充，二者可以相互协调，预决算财务报告、财务报告可以相互补充，能够帮助医院提升会计核算的规范性和效率，更好地发挥职能。政府会计准则制度下会计核算工作与新时期事业单位管理制度、预决算要求、财务规则等保持协调，能够有效提升医院财务信息的真实性、全面性。同时，通过重新调整会计科目、账务处理设计、报表设计等，能够促进会计核算工作最大程度贴近实际、简便易行，构建规范高效的财务管理体系。

(二) 政府会计准则制度的重要性

1. 有利于提高医院财务管理工作效率

政府会计准则制度的实施对于提高财务透明度、促进财务信息公开化和标准化、提高决策科学性有重要作用。政府会计准则制度提出的双核算基础使得医院可以通过权责发生制和收付实现制来提升核算处理的合理性，更准确地反馈医院各项经济活动，反映资金收支情况，科学编制财务报告，为财务管理深入医院决策、业务管理提供有力的数据支持，并且能够更好地发挥管理会计价值，提高财务管理质效。

2. 有利于提升医院公共服务质量

政府会计准则制度下预算会计和财务会计双分录模式使得会计科目与核算内容发生了较大变动，预算会计功能进一步完善。这不仅可以有效规避以往管理中存在的虚列收支问题，还可以拓宽预算会计范围，实现更全面的现金收支管理，更好地适应现代社会多样化的支付方式。同时，医院结合实际的会计工作，真实反映预算收支，掌握会计精细化数据，能够促进会计工作合理合法地开展，通过及时发现问题、解决问题，切实提升医院服务水平。

3. 有利于促进财务预算转型升级

政府会计准则制度调整后，报表内容更加完善，能够系统、清晰、全面地反映预算执行情况，有助于提升医院风险防范能力，优化预算编制和执行流程，完善预算功能，促进医院财务预算工作更加科学高效。医院可以按照政府的管理规定不断调整会计核算工作思路，将传统的财务核算模式进一步转变为适应当前经营阶段的科学模式，进而通过优化财务管理方案，促进自身财务预算转型升级。

(三) 政府会计准则制度下医院会计核算优化

1. 提高对会计核算各环节的重视

政府会计准则制度对会计核算提出许多新的要求。然而在传统的会计核算模式下，人员思想观念和意识长期以来没有更新变化，对会计核算工作也缺乏一定的重视，有必要针对问题进行重点优化。第一，医院要高度重视相关人员的思想建设，密切关注会计政策法规的变动，针对性地分析政府会计准则制度的具体内容，并组织专项会议重点分析相关政策要求，引导工作人员及时调整自身的思想认识和工作理念，提高政府会计准则制度下会计人员对会计核算工作的适应性。第二，医院要着眼全体人员，结合本行业的特点统筹思想建设，开展形式多样的宣传工作，确保各部门、各科室和全体人员都能够了解并支持政府会计准则制度下的会计核算工作。同时，医院可以遵照因地制宜、注重实效的原则，充分利用报纸、公众号、网络媒体等，通过线下的展板、宣传册，在医院各个部门广泛开展思想宣传工作，全方位地宣传政府会计准则制度的背景和重要意义，重点突出改革要求和实施办法，从而为会计核算工作营造良好的氛围。

2. 优化医院会计核算各项流程

第一，医院要充分优化内部核算各项流程，从完善内部制度入手，将会计核算工作与内部管理实际相联系。完善的管理制度能够有效规范各项流程，约束工作各个环节，更好地指导会计核算工作顺利开展。医院要在政府会计准则制度的基础上进一步构建完善的管理制度，制定明确的规范，明确各个环节的岗位职责和工作范围，强调制度实施的公平公开，鼓励各个流程采用高效的工具，加强对各项流程的监督，及时发现问题并加以解决，以此保障会计核算工作顺利开展。第二，医院要重视简化工作流程，通过流程图和相关分析工具分析识别流程中的杂乱环节，及时梳理会计核算工作全过程，删除和简化不必要的环节。

3. 提升专业水平，科学分配任务

面对政府会计准则制度下会计核算任务重、难度大的问题，医院应重点提升相关人员的专业能力，科学分配任务。第一，医院要重视提升会计人员专业水平，在编制报表环节，要提升相关人员对政策的掌握程度，根据政府会计准则制度对报表内容的细化要求和格式标准进行明确，及时调整报表编制模式，以此更好地发挥报表编制的价值。第二，面对会计核算任务重、压力大的问题，医院应科学分配相关任务，结合医院核算工作的实际情况分析会计核算任务量和任务难度，按照工作性质和特点，结合人员考核结果进行分配，从而提升工作效率。例如，医院会计核算工作任务量最重的环节主要在药品核算方面，大量的患者支付信息导致核算难度大，核算任务异常艰巨。医院要紧抓药品核算任务，从采购环节入手做好分类清点和识别管理工作，及时加强成本核算；在购药环节，针对药品数量和价格等做好统计，加强库存管理，保障账实相符，这样才能进一步优化会计核算工作，完善会计核算模式。

4. 优化医院会计核算信息系统

优化完善会计核算信息系统是政府会计准则制度下会计核算提升效率和质量、减少风险因素、避免人为失误错漏的重要手段，也是推动医院实现财务管理信息化的重要环节。第一，医院要以会计核算工作实际为基础，以政府会计准则制度要求为依据，结合先进的信息技术手段，开发设计完善的会计核算信息系统，实现与财务信息系统的对接，以此充分发挥信息系统的优势作用。在开发设计过程中，医院要加强与技术人员的沟通交流，分析医院会计核算的实际工作，及时听取会计人员的意见和建议，打造完善的会计核算信息系统，做好后续更新维护工作，通过确保信息系统发挥作用，促进医院财务管理健康发展。第二，医院要重视会计核算信息系统的功能优化，结合信息化手段，使用大数据技术实现信息数据自动化整理分类，积极推进会计核算工作自动化和智能化开展，保障工作开展及时和准确，以此减轻人工工作压力，减少重复单一的工作内容，提升工作效率和质量。同时，医院要针对适应过程中存在的问题及时调整具体细节，结合政府会计准则制度的新要求和新变化，制定信息系统的优化升级方案，尤其是在信息共享功能上要充分联通各个系统，实现信息畅通共享，从而满足会计核算工作的实际要求。

政府会计准则制度是当前各级部门、各事业单位落实党中央、国务院决策部署的一项重要任务，医院在当前会计核算工作中要进一步增强使命感、责任感，按照政策统一要求，精心组织落实新制度，确保政府会计准则制度有效实施。医院也要充分重视会计核算工作，健全会计核算制度，进一步优化工作模式，明确工作任务，积极引入大数据信息化手段，强化信息化建设，针对当前会计核算的各种困难和问题制定具体的策略。

第三节　医院智慧财务与内控管理融合发展的效能分析

一、医院智慧财务与内控管理融合的重要性

（一）提高医院的运营效率

随着信息技术的不断进步，公立医院在财务管理和内控管理方面也逐步实现智慧化升级。

首先，智慧财务与内控管理的融合，不仅提高了医院的财务管理效率，还提高了医院的整体运营效率。智慧财务与内控管理的融合实现医院财务数据的实时监控和分析。通过引入先进的财务管理软件和内控系统，医院能实时收集和分析财务数据，及时发现财务异常，确保财务数据的准确性和完整性。实时监控不仅能减少人为错误，还能提高财务决策的时效性。

其次，智慧财务与内控管理的融合还能优化医院的预算管理。通过智能化的预算管理系统，医院能更加精准地制定和调整预算，实现资源的合理分配。精细化的预算管理有助于医院控制成本，提高资金使用效率，以及整体的运营效率。

最后，智慧财务与内控管理的融合能加强医院的风险管理。通过内控系统的有效运行，医院能及时发现和预防财务风险，减少损失。智慧财务系统能对市场变化和政策调整做出快速反应，帮助医院有效应对外部风险，保障医院的财务安全。智慧财务与内控管理的融合还能提高医院的工作效率。通过自动化的财务处理流程和电子化的文档管理，医院的财务工作变得更加规范和高效。高效的工作模式不仅能节省时间和人力成本，还能提高医院的服务质量和管理水平。

（二）加强医院的风险管控

智慧财务与内控管理的融合，能提高医院对财务风险的识别和防范能力。通过引入先进的财务管理系统，医院可以实时监控财务状况，及时发现异常情况，比如资金流动性问题、收支不平衡等。内控管理系统帮助医院建立健全内部控制

机制，防止财务舞弊和误操作，确保财务信息的准确性和可靠性。第一，智慧财务与内控管理的融合强化医院的运营风险管理。医院的运营涉及诸多方面，如医疗服务质量、药品和医疗器械的安全使用等。通过内控管理系统，医院建立标准化的操作流程，有效监控关键环节，及时发现和纠正问题，降低运营风险。第二，智慧财务与内控管理的融合能提升医院的合规风险管理水平。医院要遵守各种法律法规和行业标准，如医疗保险政策、药品管理法规等。通过内控管理系统，医院确保所有业务活动符合相关规定，及时调整策略以应对政策变化，避免因违规而产生的法律风险和经济损失。第三，智慧财务与内控管理的融合还有助于提高医院对突发事件的应对能力。医院面临各种突发事件，如自然灾害、公共卫生事件等，通过建立灵活的财务应急预案和内控机制，医院能快速动员资源，有效应对突发事件，减少事件对医院运营的影响。

（三）优化医疗资源配置

智慧财务与内控管理的融合有助于实现医院财务资源的高效配置。通过引入先进的财务管理系统，医院能实时掌握财务状况，合理安排资金流向，确保重点领域和关键项目的资金保障。例如，医院优先安排资金用于医疗设备更新、基础设施建设、医疗人才培养等领域，能提高医疗服务的质量和效率。

第一，智慧财务与内控管理的融合促进医疗物资的合理分配。通过内控管理系统，医院建立严格的物资采购、存储、使用和监控流程，避免物资浪费和滥用。智慧财务系统对物资需求进行精准预测，确保医疗物资的及时供应，满足临床需求，提高物资使用效率。第二，智慧财务与内控管理的融合能优化医院人力资源的配置。通过人力资源管理系统，医院实现员工信息的数字化管理，合理安排人员岗位和工作任务，提高工作效率。智慧财务系统协助医院进行人力成本分析，制定合理的薪酬激励政策，吸引和留住优秀人才，提升医疗服务水平。第三，智慧财务与内控管理的融合助力医院优化服务流程。通过对医疗服务流程的数字化管理，医院减少不必要的环节，缩短患者的等待时间，提高就诊效率。智慧财务系统对医疗服务的成本效益进行评估，能指导医院优化服务结构，提高资源利用效率。

二、现阶段医院智慧财务与内控管理融合面临的困境

（一）对智慧财务与内控管理融合的认知不足

部分医院管理层和员工对智慧财务与内控管理融合的重要性认识不足，对智慧财务和内控管理的概念、原理和操作流程缺乏深入了解，导致在实际工作中无法有效地将两者结合起来。有的医院领导对智慧财务与内控管理融合的必要性认识不足，认为现有的财务管理和内控管理体系已经足够完善，没有必要改革和创新，忽视了医疗行业环境的快速变化以及信息技术发展带来的新机遇和挑战，导致医院在财务和内控管理上缺乏前瞻性和创新意识。同时，对智慧财务与内控管理融合的实施路径认识不足，由于缺乏明确的实施指导和操作流程，因此不知道如何有效地融合。认识不足导致医院在推进智慧财务与内控管理融合过程中遇到困难和挑战，无法实现预期的效果。此外，有的医院对智慧财务与内控管理融合的效果评估认识不足。医院缺乏有效的评估机制和指标体系，无法准确衡量融合的效果和价值。认识不足导致医院无法及时发现融合过程中存在的问题和不足，无法根据实际情况进行调整和优化。

（二）制度建设有待加强

部分医院对智慧财务与内控管理融合的制度框架缺乏系统性的规划和设计。有的医院没有建立起符合智慧财务与内控管理要求的制度体系，导致融合工作缺乏明确的规范和指导。医院在实施融合过程中容易出现盲目性和随意性，难以达到预期效果。医院在智慧财务与内控管理融合的具体制度制定上不够细致。医院虽然建立了相关制度，但内容过于笼统和抽象，缺乏可操作性。例如，制度中对智慧财务与内控管理的原则和目标进行描述，但对具体实施步骤、方法和责任分配等关键细节缺乏明确规定。同时，医院的制度建设和机制优化有待加强。随着医疗行业环境和信息技术的不断变化，智慧财务与内控管理的要求也在不断发展。部分医院的制度建设缺乏灵活性和适应性，难以及时优化和更新制度内容，导致制度与实际工作需求脱节。此外，部分医院在制度的建设上投入不足，导致制度执行过程中出现漏洞，影响智慧财务与内控管理融合的成效。

（三）相关专业人才匮乏

部分医院缺乏具有智慧财务和内控管理专业知识的人才。随着医院管理逐渐向智慧化转型，对财务管理和内控管理人员的要求也越来越高。部分医院在招聘和培养这类专业人才方面存在不足，导致缺乏能熟练运用信息技术进行财务分析、风险控制和内部审计的专业人员。医院缺乏跨领域融合方面的人才。智慧财务与内控管理的有效融合要财务管理、信息技术、医疗管理等多领域的知识结合。目前部分医院难以找到既懂财务又懂技术的复合型人才，使智慧财务与内控管理的实施效果受到限制。随着智慧财务与内控管理技术的快速发展，医院员工要不断学习新知识、掌握新技能。医院在员工培训和职业发展方面投入有限，导致员工的专业能力难以满足智慧化管理的需求。

（四）信息系统不健全

部分医院的信息技术基础设施陈旧，网络带宽有限，数据存储和处理能力不足。基础设施的不足影响智慧财务与内控管理系统的正常运行和数据处理效率，以及信息系统的整体性能和稳定性。医院信息系统的集成度不高，财务管理系统、内控管理系统和其他业务系统之间缺乏有效的数据交互和集成。各个系统之间的信息孤岛现象严重，导致数据重复录入、信息不一致等问题，影响智慧财务与内控管理的协同效率。医院信息系统的安全性和可靠性不足。随着医疗数据量的增加和网络攻击技术的发展，医院信息系统面临越来越多的安全威胁。医院在信息安全防护措施上投入不足，缺乏有效的数据加密、访问控制和灾难恢复机制，导致信息系统容易受到攻击和破坏。医院信息系统的用户体验和功能适应性不佳。

三、公立医院智慧财务与内控管理融合效能提升的策略

（一）开展宣贯培训，深化融合认知

医院管理层应积极组织宣传活动，通过会议、讲座、研讨会等形式，向全体

员工普及智慧财务与内控管理融合的重要性和必要性；利用医院内部网站、公告栏、微信公众号等渠道，定期发布相关政策法规、成功案例和最新动态，提高员工对融合工作的关注度和认识水平。根据不同岗位员工的工作性质和需求，制订有针对性的培训计划。对于财务管理和内控管理部门的员工，重点培训智慧财务系统和内控管理系统的操作技能、数据分析方法和风险控制策略。对于非财务部门的员工，重点普及财务知识、内控意识和相关法规政策，强化全员内控意识。结合线上和线下培训资源，采用课堂讲授、案例分析、模拟演练、在线学习等多种培训方式，提高培训的趣味性和互动性；鼓励员工参加外部培训和学术交流，拓宽知识视野，提升专业能力。医院应将智慧财务与内控管理融合培训纳入常态化管理，定期组织培训和考核，确保员工的知识和技能与时俱进；通过设立考核指标和评价体系，对培训效果进行定期评估和反馈，及时调整培训内容和方法，不断提高培训的针对性和有效性。

（二）进行顶层设计，完善制度建设

医院应成立由高层领导牵头、相关部门负责人参与的智慧财务与内控管理融合领导小组，负责统筹规划和协调推进融合工作；建立跨部门协作机制，形成财务管理、内控管理、信息技术等部门之间的有效沟通和协同，确保各项工作有序推进。基于医院实际情况和发展目标，制定明确的智慧财务与内控管理融合策略，明确融合的目标、原则、重点领域和实施步骤；制订详细的实施计划，包括时间表、责任分配、资源配置等，确保融合工作有序进行。根据智慧财务与内控管理融合的要求，完善医院财务管理、内控管理和信息管理等方面的制度和流程，包括制定或修订财务报告、预算管理、资产管理、风险控制、信息安全等方面的规章制度，确保各项工作规范化、标准化。医院应建立定期评估和反馈机制，对智慧财务与内控管理融合的进展和效果进行监测和评价。

（三）加强人才培养，提高队伍素养

医院应根据智慧财务与内控管理融合的人才需求，制定长期和短期的人才培养规划，明确人才培养的目标、内容、方式和时间表。重点培养具有财务管理、内控管理、信息技术等多方面知识和技能的复合型人才，以及能适应智慧化管理要求的专业技术人才。医院应定期组织在职员工参加智慧财务与内控管理相关的培训和学习，提高员工的专业知识和技能水平。培训内容应包括最新的财务管理理论、内控管理实践、信息技术应用等，以及医院管理的法律法规和政策动态。鼓励员工参加专业资格认证和继续教育课程，提升专业素养和职业能力。医院应通过多种途径引进具有高水平专业知识和管理经验的人才，如通过人才引进计划、学术交流、合作研究等方式，吸引国内外优秀人才加入。医院应重视内部人才的培养和激励，为优秀员工提供职业发展路径和晋升机会，培养一批领军人物和骨干力量。

（四）加强信息化建设，强化系统支持

现代医院需要确保强大的信息技术基础支撑，包括但不限于服务器性能、网络带宽、数据存储和处理能力。医院投入相应的资金，更新老旧的硬件设备，采购高性能的服务器和存储设备，以及升级网络设施，确保信息系统的高效运行和数据的快速传输。为打破"信息孤岛"，医院应着手于各个信息系统之间的有效集成，包括财务管理系统、内控管理系统、医疗服务系统等。通过建立统一的数据交换标准和接口，实现数据的无缝流动和共享，提高数据利用效率，降低重复工作，确保信息的一致性和准确性。医院必须采取强有力的信息安全措施，保护敏感数据免受未授权访问、丢失或泄露的风险，包括实施数据加密、访问控制、网络隔离等技术措施，同时建立数据备份和灾难恢复计划，确保系统和数据的高度安全性和可靠性。医院应定期收集用户反馈，根据医院管理和服务的实际需要，不断优化信息系统的界面设计和操作流程，提高用户的操作便利性和满意度。

通过一系列措施的实施，公立医院能有效提升智慧财务与内控管理融合的效能，不仅有助于提高医院的财务管理水平和内控管理效率，还能促进医院整体运营的优化和提升，为医院的可持续发展提供坚实的支撑。同时，公立医院应积极采取相应措施，推动智慧财务与内控管理的深度融合，以应对日益复杂的医疗环境和管理挑战。

参考文献

[1] 王泓智，吕轶娟，林春环. 医院财务管理理论与实务 [M]. 延吉：延边大学出版社，2024.

[2] 郑晓静，周冬艳，王凡. 现代医院管理与运营 [M]. 上海：上海交通大学出版社，2024.

[3] 杜方兴，苏梅英，张回应. 医院财务管理与财务分析 [M]. 长春：吉林科学技术出版社，2023.

[4] 陶思婉，周鑫，黄凯雯. 现代医院财务管理与会计工作实践探索 [M]. 北京：现代出版社，2023.

[5] 赵丽，陈熙婷. 智能时代的财务管理及其信息化建设 [M]. 汕头：汕头大学出版社，2023.

[6] 罗胜强. 医院内部控制建设实务与案例解析 [M]. 上海：立信会计出版社，2023.

[7] 方璐. 医院综合管理研究 [M]. 兰州：甘肃科学技术出版社，2023.

[8] 梅增军. 现代医院管理与医院经济运行 [M]. 哈尔滨：黑龙江科学技术出版社，2023.

[9] 高毅静. 现代医院管理学与档案数字化 [M]. 上海：上海科学普及出版社，2023.

[10] 夏淑平，朱思军. 医院财务管理与财务分析探索 [M]. 银川：宁夏人民出版社，2022.

[11] 龙燕. 医院 Hospital 经营战略与财务管理 [M]. 北京：中华工商联合出版社，2022.

[12] 卢文，张延红，陈永利. 新形势下医院财务管理与创新研究 [M]. 长春：吉林科学技术出版社，2022.

[13] 陈娟. 整体思维下公立医院审计管理研究 [M]. 南京：东南大学出版社，

2022.

[14] 何金汗，李健，李建. 现代医院静脉用药调配中心的经营管理［M］. 成都：四川大学出版社，2022.

[15] 唐莉，臧黎霞，孙雪梅. 财务共享构建与管理实践［M］. 长春：吉林人民出版社，2022.

[16] 贾宁. 医院会计与财务管理研究［M］. 北京：北京工业大学出版社，2022.

[17] 林惠玲，刘慧，祁晓琳. 财务会计工作与统计学应用［M］. 汕头：汕头大学出版社，2022.

[18] 杜天方，刘燕. 医疗机构项目成本管理［M］. 杭州：浙江工商大学出版社，2022.

[19] 韩军喜，吴复晓，赫丛喜. 智能化财务管理与经济发展［M］. 长春：吉林人民出版社，2021.

[20] 韦铁民. 医院精细化管理实践第 3 版［M］. 北京：中国医药科学技术出版社，2021.

[21] 赵磊，杨秋歌，杨晓征. 财务会计管理研究［M］. 长春：吉林出版集团股份有限公司，2021.

[22] 张鹭鹭，丁陶，张寓景. 医院管理学常用词录［M］. 上海：上海交通大学出版社，2021.

[23] 刘乃丰. 医院信息中心建设管理手册［M］. 南京：东南大学出版社，2020.

[24] 陆敏. 公立医院内部控制体系优化设计研究［M］. 上海：上海科学普及出版社，2020.

[25] 陈英博. 现代医院财务管理探索［M］. 北京：现代出版社，2020.

[26] 兰芳. 现代医院财务管理研究［M］. 延吉：延边大学出版社，2020.

[27] 杨燕萍. 管理会计视角下医院财务管理及其创新研究［M］. 昆明：云南科技出版社，2020.

[28] 张硕. 新时代医院管理模式创新探索［M］. 北京：九州出版社，2020.

[29] 杜桂霞. 医院内部控制管理实务［M］. 南昌：江西科学技术出版社，2020.